CAR. AUG. GUIL. BERENDS

PHIL. ET MEDIC. DOCTORIS, REGI BORUSSIAE A CONSILIIS MEDICINAE INTIMIS, COLLEGII MEDICI TECHNICI PRAESIDIS, IN UNIVERSITATE BEROLINENSI PROFESSORIS PUBLICI ORDINARII ET CLINICI MEDICI DIRECTORIS, ORDINIS AQUILAE RUBRAE EQUITIS

LECTIONES

DE

MORBIS TABIFICIS.

EDIDIT ET PRAEFATUS EST

AUG. GUIL. A STOSCH

MED. ET CHIR. DR.

BEROLINI MDCCCXXIX.

TYPIS ET IMPENSIS G. REIMERI.

CAR. AUG. GUIL. BERENDS

PHIL. ET MEDIC. DOCTORIS, REGI BORUSSIAE A CONSILIIS MEDICINAE INTIMIS, COLLEGII MEDICI TECHNICI PRAESIDIS, IN UNIVERSITATE BEROLINENSI PROFESSORIS PUBLICI ORDINARII ET CLINICI MEDICI DIRECTORIS, ORDINIS AQUILAE RUBRAE EQUITIS

OPERUM POSTUMORUM

TOMUS PRIMUS.

EDIDIT ET PRAEFATUS EST

AUG. GUIL. A STOSCH

MED. ET CHIR. DR.

BEROLINI MDCCCXXIX.

TYPIS ET IMPENSIS G. REIMERI.

P r a e f a t i o.

Tres fere praeterierunt anni, ex quo praeclarus vir, *Car. Aug. Guil. Berends*, gravi morbo detentus, aegritudinis curam mihi commisit potestatemque dedit munia explendi amicitiae et consuetudinis, qua cum sene carissimo, instar patris mihi venerando, conjunctus eram. Senex, septuagesimum agens annum, per triginta annorum spatium podagrae impetu propemodum quotànnis correptus, qui jam repetitis vicibus partes nobiliores metastatico modo invadens carae vitae terminum ponere minatus erat, denuo atque proh dolor! postremum hoc morbo affectus decubuit, pro articulari morbo asthmate, cordis palpitatione, lipothymia, syncope summaque anxietate misere excruciatus.

Longa fuit atque horrenda naturae validae cum atroci morbo lucta, atque morbus diuturnus in septem menses protractus plus quam semel momenta obtulit, quae ami corum sollicitorum spem haud leviter moverent; vix tamen aegrotum ipsum, medicum peritissimum, ejusmodi induciae fefellere, atque jam a morbi initio vix ullum superesse remedium persensit. Primis itaque jam morbi septimanis, de rebus suis mecum per familiares sermones agens, hoc mihi mandavit, ut post ipsius obitum de manuscriptis, quos relicturus esset, libris statuerem: nam sese adeo a quorumcunque manuscriptorum post mortem divulgatione abhorrere dicebat, ut suas chartas igni tradere decrevisset; tamen velle sese, ut, quidquid manuscriptorum litterariorum relinqueret, id, priusquam deleretur, mihi committeretur, ut eligerem, quae satis elaborata et ad finem perducta viderentur, et quae in publicum proferre operae pretium esset.

Pietatis fuit officium, hanc ultimam amici hinc demigrantis voluntatem sequi, et quamvis difficile negotium esset, in eligendo eam adhibere judicii severitatem, quam probabile erat adhibiturum ipsum fuisse; idem tamen sensi, simul meum esse, ne medicos defuncti amicos ejusque discipulos atque cultores et artis medicae tirones ejusmodi monumentis fraudarem: hoc igitur munus fuit, hic labor, ut utrique simul satisfacerem consilio. Cumprimum vero amici defuncti manuscripta manibus meis tradita sunt, quod sero tantum factum est, ad omnium horum operum diligentem perlustrationem me accinxi, quae non nisi magno temporis dispendio perfici poterat: mox, postquam ea evolvi, intellexi, maximam horum voluminum partem nil nisi fragmenta continere, quae in praelectionum usum primis lineis designaverat professor academicus, sine ordine ex temporis necessitate conflata. Haec fragmenta, quadraginta annorum opus, pro tempore, quo conscripta fuere, variam offerebant indolem, et, interiore destituta nexu, nullo modo poterant absoluta haberi. Alia eaque vix minor manuscriptorum pars praelectionum academicarum ipsarum continebat volumina aliquo ordine digesta; verum haec magna ex parte priori tempore composita erant, et, cum in pertractatis ab ipso doctrinis plurium lustrorum spatio plurima varie agitata sint, neque auctor in pristinis placitis rigide constiterit, ne ipsum quidem ista omnia probaturum fuisse judico. Alia deinceps volumina, licet recentiori tempore conscripta, partim inchoata inveni neque ad finem perducta, partim non aequali cura elaborata, dum alia capita majorem ingenii intentionem et studium, quo materiam agitaverat senex, testantur, alia leviore manu delineata apparent. Unde patet, in his, quae dixi, manuscriptis omnibus nullum fuisse, quod publici juris facere liceret; quodsi uno et altero volumine singula capita continebantur succi plena, tamen hi libri non absoluti nec per omnes partes elaborati erant, neque ex ultima defuncti voluntate mihi licitum esse putabam, operi manum admovere, atque meo labore et majore aliqua diligentia refictas postumas chartas pro veterani defuncti opere venditare.

Duo tantum in hac praelectionum academicarum copia exstabant volumina, quae, quod satis perfecta et aequabili cura elaborata esse videbantur, salva auctoris dignitate edi licebat, non sine reipublicae medicae commodo. Horum alterum, quod primo hoc volumine emitto, continet lectiones de morbis tabificis. Conscripsit hoc auctor ultimis vitae annis, quum hanc morborum familiam scholis explicaret, vernacula quidem lingua habitis; sed in conscribendis, qui ei mos fuit, *Celsi* sermone usus est: tantamque huic operi curam impensam reperi, vix ut dubitare potuerim, quin id senex ipse, si per fata licuisset, in discipulorum commodum editurus fuerit. Disserit auctor hoc volumine de ampla morborum familia, qui, corporis extenuatione notati, accedente tandem febre lenta, hectica sive phthisica, infelici ut plurimum eventu vitae hominum insidias struere solent; pertractat hoc genus morborum tam generatim quam speciatim, atque a vanarum opinionum subtilitate et fastu remotus omnia, quae diligens perscrutatio et longus rerum usus tam de certa cognitione quam de curatione ipsum docuerunt, succincte et eleganter tradit. Haec his morbis medendi ratio eo majorem certe habet dignitatem, quo magis librum desideramus, qui universam materiam sub uno conspectu accurate comprehendat, et quo auctor in his morbis curandis et medendis excellentior fuit: cujus virtutis ipse persaepe testis fui. Itaque mihi persuasum est, opus hoc non solum tironi utile, verum etiam medico in morbis curandis versato gratum fore.

Alterum volumen praelectiones in *Hippocratis Coi* aphorismos continet, quas ultimis vitae annis quoque semestri publice habuit senex. Morbus, illum etiamtum his auctorem e medio tollens, instituto vix ad medium perducto finem imposuit; quare, num hoc fragmentum in publicum proferrem, dubius haesi: quum vero mente agitarem, id vetustatis monumentum ex sententiis conflatum esse, quae, magna saltem ex parte, nexu interiore destitutae sint, priores autem sectiones, quae hoc nexu luculenter gaudent, hoc opere ab auctore explicatas esse, mox mihi persuasi, gratam atque utilem fore practicam hanc aphorismorum commentationem. Praeterea auctor, quum ipse forte eum ad hujus operis editionem invitarem, respondit, hoc fortasse, quod ederetur, haud indignum fore.

Hactenus de operibus postumis viri eruditissimi et medici in paucis praeclari, cujus vitam utinam ampliore possem narratione explicatam dare: sed deficientibus idoneis documentis accipe certe levibus lineamentis descripta, quae de vetere amico menti alte impressa haerent. Vir fuit gravis, severus simul et comis, habitu cultuque decoro, sincerus familiarium amicus. More senum praeteritam aetatem laudibus extollebat; *Friderici Magni*, quo rege aetate floruerat, magnus erat admirator.

Inde a pueris in studiis versatus, multisque litteris artibusque politus, monumentorum veterum inprimis curiosus fuit et cum arte medica philosophiam potissimum amplexus est; quin juvenis utramque docuit, probe sentiens, medicum debere esse philosophum. Trajecti ad Viadrum, ubi studia sua absolverat, professor academicus, medicus politicus et practicus, multos per annos non solum Facultatis fuit decus, verum etiam tironum amicus aegrotantibusque in universa provincia satis magna solamen. Civibus ita carus, ut belli tempestate publice onerum immunitate augeretur, vitam felicem in artis partibus quibuscumque perscrutandis exegit. Quamquam autem veterum amantissimus fuit, tamen, quae recentiores offerebant, haud neglexit, et in decursu annorum, quidquid incrementorum novi attulerant auctores, adolescentibus medicinae operam dantibus non minus tradidit quam antiqua. *Stahlium*, virum ingentis ingenii, a paucis intellectum, maximi habuit. Inter recentiores *Brown Scotus*, vir, cujus doctrina in re medica magnas movit turbas quamvis breves, placitorum suorum compagem ex uno principio qualicumque, via maxime severa derivatam amico nostro magnopere probavit, et licet *Berendsii* mens sobria justum limitem numquam adeo transgressa sit, ut ex hujus systematis praeceptis curationem esse moderandam censeret, tamen ejus auctorem philosophum numquam non admiratus est. Ceterum illius otium ita absumebatur muneribus academicis, discipulorum studiis etiam consilio et familiari sermone regendis et instituendis, medici politici officio praxique magnum temporis dispendium postulante, vix ut superesset, quod libris edendis impenderet; igitur nihil nisi varia opuscula academica et sparsa hinc inde in libris annalibus medici politici arbitria publici fecit juris, quae, opere hoc absoluto, collecta praebere constitui. Sed quod prius per temporis angustiam non licuerat viro, id senex facere recusavit; fortasse etiam ea de causa, quam me ex interiore illius indole divinasse arbitror, quod summa ejus religio et nescio an nimia anxietas efficiebat, ut sibi numquam satisfaceret, nec, quae ipsi absoluta viderentur, in publicum proferre vellet.

Eandem hanc sollicitudinem summamque in pertractandis rebus fidem, quae medici virtus in candidissima illa anima eximie elucebat, in arte exercenda et tironibus instituendis tenuit, exemplo illis egregio, cum ipso duce ad aegrotorum lectos accederent. Morbos acutos et diligenter observabat, et in iis curandis Hippocratica ratione naturam operantem investigabat, eique sese ministrum praebebat; in diagnosi subtilis, in prognosi felix, in virtutis medicamentorum cognitione accuratissimus, plurima naturae viribus, multa victui et regimini committens, paucis et selectis tantum usus est remediis, cavens, ne praepostera curatione morbi perturbaret decursum. In chronicis malis curandis medendisque maxime eminuit: certa via cum ratione delecta eorum prosequebatur curationem, neque umquam pigebat morbo insanabili operam navare taedii quamvis plenam, pioque animo miseriis aegrotantium leniendis diebusque prorogandis studebat.

Sed vitam hanc actuosam et prosperam in urbe, quam sibi patriam duxit, finire viro senectuti jam proximo non licuit. Academia Trajectina dissoluta Vratislaviam migrare coactus est; hinc paucos post annos Berolinum translatus est. Saepius interea morbo, quem supra diximus, conflictatus longa tenebatur aegritudine; quid mirum, quod valetudo, senium, tristis vitae privatae solitudo animum quamvis firma vi praeditum fatigabant. Nihilominus ad mortem usque tirones apud aegrotorum lectos singulari cura ducebat, horasque clinicae dicatas maximi instituebat; saepissime dicebat, clinicen sibi esse pro uxore et liberis: et profecto in hac re summa ejus posita virtus erat. Non ignoro, viros eruditissimos, ingenii acumen jactantes, derisisse ambages et subtilitatem, quibus in hoc munere obeundo usus est senex: qui rideant licet, modo ut secum reputent, quantum prima tironis ad aegroti lectum institutio valeat. Nempe beatus noster non artificium vel potius opificium medicinam factitandi docere, sed medicos philosophos formare sibi proposuerat, nihil ille magis exosus, quam levitatem animi, vitium medicorum funestissimum, quod ut ex tironum mentibus expelleret, summo enixus est studio.

Dabam Berolini mense Martio MDCCCXXIX.

Conspectus.

Sectio quarta.

Diversae et maxime memorabiles Phthisis ulcerosae species.

Prooemium.

Aegritudinis definitio.

Sunt duo aegritudinum (*Krankheits-Formen, Formen des Uebelseyns*) genera, quae non quidem illico a morborum initio, attamen iisdem nondum admodum progressis, generatim autem ocyus serius, e mutato corporis habitu, praesertim volumine, deprehenduntur. Veteres igitur ad unum genus, cachexiarum nomine retulerunt, ad morbos nempe cum pravo totius corporis habitu. Volumen nempe corporis interdum morbose augetur, alias morbose imminuitur. Prius genus tumores complectitur et hydropes; alterum maciem, marcorem, tabem, extenuationem, λεπτότην λεπτυσμὸν nec non φθίσιν (a φθίειν φθίνειν tabescere) Graecor. *Consumption* Gallor. *Consumption* Anglor. *Magrezza, Macilenza* Italor. *Abmagerung, Abzehrung*, Teuton.

De hoc postremo morborum genere, in quo totius corporis marcor et macies morbi ipsius symptoma illudque pathognomicum exhibet, speciatim Vos edocebo, tum cognoscendo, tum curando et si fieri potest, sanando.

Morbi definiti, sive sui generis esse debet symptoma illa macies; quae enim ex naturalibus caussis (*Naturgemäſsen*) interdum in sanissimis hominibus observatur propter mutatum vitae genus, mutatum coelum, vel aetatis etiam ratione, quum ad morbos non pertineat, hujus loci non est; nec ea extenuatio, quae morborum vehementiorum, acutiorum, efficaci medicina expugnatorum, effectus est.

Quae tamen ita accipienda sunt, ut meminerimus, marcorem praematurum hominis in aetate nondum adeo provecta phthisis suspicionem interdum facere; et maciem morborum vehementiorum pedissequam, nisi virium et humorum jactura aptis praesidiis reparatur, tabem facile adducere ideoque inter caussas morborum tabificorum collocandos esse illos morbos.

Naturalem nitorem et decus formae corporis humani justamque ejus amplitudinem et volumen decorum efficit telae cellulosae subcuteneae vitalis turgor, humorque adiposus in eam depositus; qui si perit, nec reparatur, primo cutis macrescit, deinde musculi etiam, imo ipsa ossa macrescunt, dum et inter has partes tela cellulosa spargitur, efficitque, ut salubri humore humectatae veluti lubricentur et a coalitu liberae justum suum volumen tueantur. Quae omnia debita alimentorum assimilatione et corporis nutritione effici, nemo est, qui ignoret.

Tabifici igitur morbi illi tantum vocandi sunt, in quibus, propter horum morborum naturam, corpus perenne et constanter nutriri desinit indeque in volumine suo imminuitur, floridusque et sanus corporis habitus perit; constanter inquam, etenim in omnibus morbis vehementioribus, maxime acutis, dum urgent vigentque, habitus aegrotorum in pejus mutatur: quod si majorem in modum et cito fit, periculo non vacat. Quam ob caussam admodum perite *Hippocrates*, aph. 35. II. *In omnibus morbis, partes, quae ad umbilicum sunt et imum ventrem, crassitudinem* (eine gewisse Völle) *habere, melius est. Valde autem tenues et eliquatas* (geschmolzen) *eas partes habere malum*, atque *Celsus* pro indicio futuri longioris morbi recte habuit, *si aeger pro morbi spatio parum emacrescit.*

In his autem morbis omnibus macies morborum necessarius effectus est, nec aegrotos in tabem prosternit, si morbo absoluto, una cum nutritione, vires et carnes aegroto redeunt.

Morborum contra vere tabificorum hoc proprium est, quod propter nutritionem constanter sublatam, et morbus ipse gignitur aliturque, et corpus emacrescit.

Hoc igitur corporis marcore ipsa morbi natura ejusque symptoma et signum pathognomicum continetur. Quae macies quum diversam originem habeat, de qua mox accuratius dispiciemus, jam ab antiquis medicis diversae tabis formae v. c. Atrophia, Hectica, Phthisis distinguuntur et re vera propriis symptomatibus deprehenduntur.

Decursus.

Generatim autem universimque morbus clanculum et pedetentim progreditur, ut initio aegroti fere nil morbosi praeter insolitum languorem et insignem in motu debilitatem experiantur. Febris vix vestigia deprehenduntur: quae demum admodum obscura accedunt, donec paulatim calor palmae manus, etiam plantae pedis, sudorque copiosus febrim adesse satis declarant, quae paulatim singularem typum observat. Hinc demum ocyus serius omnes functiones turbantur, habitus semper pejor et squalidior fit, macies in dies augetur, vires in dies corruunt, donec tandem colliquativis symptomatibus, maxime diarrhoea, morbo cum vita terminum ponunt. Haec fere sunt, quae de tabis initio, progressu et illaetabili exitu generatim proponi possunt. Vivam morbi picturam, dum phthisin, pessimam tabis speciem, depingit, dedit *Aretaeus Cappadox.*

Morbi natura proxima et locus in systemate morborum sive pathologico.

Itaque, quum toti huic morborum generi communis sit nutritionis defectus atque hinc orta totius corporis imbecillitas, recentiorum nonnulli totum hoc morbi genus ad systema reproductivum, ut vocant, haud male retulerunt exque illo systemate nasci statuerunt. Meminerimus tamen, *a)* et sensibilis systematis, sive nervorum magnum esse in nutritionem influxum, *b)* et natura, tum in toto corpore, tum in omnibus momentosis ejus partibus, praecipue visceribus omnia illa systemata, ex quibus totum conflatum est, vasa sanguifera, lymphatica, glandulas lymphaticas nervosque ita conjungi, ut morbi aliquod genus vix ex uno tantum systemate ortum trahere possit; quod adeo experientiae respondet, ut ipsam pulmonalem phthisin, mox e vasis sanguiferis, mox ex apparatu lymphatico-glanduloso, mox ex nervis primam originem hahabere videamus. Caveamus igitur, ne veram sed liberalem naturae simplicitatem et continuitatem (*Stetigkeit*) ad angustos nostrae cognitionis (omnia, ut melius intelligamus, dividentis) cancellos temere revocemus.

Caussae morb. tabific. generatim.

Progredior ad caussas morborum tabificorum generatim succinite exponendas, et praedisponentes quas dicunt, et occasionales. Seminium nonnulli haereditate accipiunt, maxime ad phthisin pulmonalem, quod tum totius corporis, tum imprimis thoracis conformatione deprehenditur, ut in his ad constitutionis suae morbos (*Constitutionelle Krankheit*) pertineat. In aliis naturale etiam seminium ponitur, nimis cita evolutione corporis, in pueris, maxime in aetate pubertatis, praematura longitudine corporis, qua fit, ut vires corporis exhauriantur nimiaque teneritas inprimis in fabrica pulmonum locum habeat.

Porro diathesis ad hos morbos peculiaris subnasci videtur illis in regionibus, quae sub humido frigidoque coelo sitae sunt; unde v. c. in Anglia hi morbi fere frequentiores esse solent. Similem diathesin relinquunt haud adeo raro morbi vehementiores aut longiores, ex quibus, tum morbo, tum nimis efficaci methodo medendi, corpora valde debilitata fuere, inprimis, si hi morbi instrumenta digestionis et assimilationis valde labefactarunt.

Haec de praedisponentibus caussis inprimis notatu digna sunt.

Occasionales caussae fere innumerae sunt: potiores tantum commemorabo. Ad has refero, victum nimis tenuem parcumque, eundemque crudum, digestu difficilem; motum et exercitationes corporis neglectas easdemque nimis vehementer et ad virium exsolutionem saepius continuatas, vel mechanica adeo vi internis partibus, maxime pulmonibus nocivas; inter animi pathemata interdum iracundia, saepius diutinus moeror, tristes curae, invidia, zelotypia, nostalgia, excessus in opere venereo, manustupratio in adolescentibus et puellis, verum etiam denegatus interdum Veneris usus.

Ingenii nimia et in puerili, vel infantili adeo aetate, ut hodie passim fit, praematura defatigatio, studia haud intermissa, cum exercitatione corporis neglecta. Artes operariae nonnullae, quarum exercitium aut cum defectu exercitationis corporis, aut cum nimio visceribus, maxime pulmonibus, inimico motu, aut cum tractatione materiae acris et nocivae conjunctum est; ut observatur in aceti coctoribus, vel in iis, qui parant acida mineralia (*Scheidewasser-Brenner*), vel qui nocivis argenti vivi, plumbi, arsenici vaporibus expositi sunt, etsi hi quidem a materia venenata in peculiares propriosque morbos prius incidere soleant, e quibus tamen ad tabem ipsam facile deveniunt. Sunt etiam inter morbos haud pauci, quorum alii propter debilitatem, quam aegrotis intulerunt, ut haemorrhagiae, porro lactatio in feminis aut nimia, aut justo diutius protracta, profluvia mucosa, diarrhoeae longiores, leucorrhoea gravior et diuturna, sudores nimii, hyperdiuresis, diabetes verus; alii singulari quadam pravitate his morbis tabificis facile occasionem praebent: puta morbum scrofulosum et rhachiticum. Rursus alii morbi, qui visceris alicujus fabricam laeserunt inflammatione, induratione, tuberculis, suppuratione, infarctu, obstructione, vel majore tantum debilitate fabricam viscerum pessum dederunt, longe frequentissime in tabificos morbos transeunt.

Divisio.

Ex his recensitis caussis elucet, hos morbos interdum esse primarios aut essentiales v. c. ex nimis cita corporis evolutione, ex defectu nutrimenti, ex nutrimento pravo, ex lactatione nimia, vel nimis protracta, ex Venere nimia tabis dorsualis nomine, ex animi affectu, ex nimio ingenii exercitio. Sunt vero inter haec tabis primariae exempla, in quibus difficile fuerit dicere, utrum ad primarium, an ad secundarium genus sat accurate referantur, v. c. tabes a melancholia nervosa, memorabilique ejus specie, nostalgia. Nascitur enim vel cum ipsa illa melancholia tabes, et hujusce summo in gradu melancholia persistit, secus ac fieri debet in morbo vere secundario, ubi prior morbus fere avanescit. Ipsa nimirum extenuatio cum istis morbis ab animi tristi affectu oriundis tamen oritur et unum morbi symptoma efficit; neque alia aegritudo, praeter mentis, illam praegressa est. Merito igitur haec exempla ad primariam tabem referuntur.

Saepius autem tabem esse secundariam, deuteropathicam et symptomaticam, ut post humorum et sanguinis morbo aliquo jacturam, haemorrhagiis, longum catarrhum cum sputis copiosis, ptyalismum eumque inprimis spontaneum, diarrhoeam mucosam, leucorrhoeam; post febres intermittentes aut diuturnas, aut mala arte tractatas; post exanthemata tam acuta quam chronica; post viscerum inflammationes, nato pure, vel induratione, vel coalitu partium nobiliorum, qui functionem earum valdopere laedit, inprimis si vel tale coalescentiae vitium, vel indurationes et angustationes natae fuerunt in primariis assimilationis instrumentis, oesophago, ventriculo, intestinis, pancreate nec non ipsis pulmonibus; generatim fabriciae laesiones ex morbis oriundae viscerum partiumque nobiliorum, praeter jam nominata viscera, in hepate, liene, inprimis mesenterio, in renibus, vesica urinaria, utero, ovariisque; ne silentio omnino praeteream, quamvis longe notissimum sit, praeter pulmonis id genus morbos, asperam arteriam.

Haec horum morborum divisio, quae recentiorum medicorum est, omittenda minime fuit, quoniam totam veluti stirpem *Stammbaum*) et familiam horum morborum ante oculum ponit; minus tamen inservire poterit pertractandis his morbis, quoniam in infinitam nos cogeret orationem, et sine magno repetitionis taedio absolvi non posset crambemque saepius coctam semper denuo apponeret.

Divisio veterum.

Malim potius simplicem antiquitatis in his morbis pertractandis methodum, saltem ejus similem, quae ex ortu horum morborum petita, essentiales eorum differentias potissimum scrutatur, et sic ad pauciora genera suprema omnes morbi species disponit et revocat. Ad has essentiales tabis differentias Veteres maxime attenti fuerunt, dum horum morborum formas singularibus insigniverunt nominibus, quibus hodieque utimur.

I. Tabem a defectu materiae nutriciae oriundam, aut in qua generatim corporis nutritio non fieret, dixerunt Atrophiam (a τρέφω nutrio, Teuton. *Dürrsucht*). Quae nutritionis penuria, si cadit in infantem, Paedatrophia audit, si in aetatem senilem, Marasmus senilis, si praemature in aetatem non adeo provectam incidit, Atrophia, vel Marasmus simpliciter dicitur: qualis locum saepe habet Atrophia in hystericis, etiam haud adeo raro in hypochondriacis.

II. Porro tabem insigni defectu earum virium conspicuam, quae functiones, quas animales proprie dixerunt, regunt et moderantur majores, atque ex sensibilis systematis debilitate oriundam Phthisin dixerunt nerveam (*Nerven-Abzehrung*) ejusque insignem aliquam speciem, ab abusu Veneris ortam, *Hippocrati* jam cognitam, Tabem dorsualem vocarunt.

III. Tum eam corporis contabescentiam, quam pessumdato habitu (ἕξει) maxime conspicuam, a febre imprimis ortam, ita tamen, ut nulla adhuc observaretur partis alicujus exulceratio, dixerunt Hecticam, febremque, quae hanc contabescentiam corporis adducat, hecticam febrim; cujus prima initia et mitiorem adhuc indolem, Febris lentae nomine distinxerunt.

IV. Denique illam corporis tabem et veluti colliquationem, quae effectus esse videbatur suppurationis, sive diuturnae, sive viscus partemve aliquam nobilem depascentis, Phthisin proprie, febrimque hujus tabis comitem auctoremque, ut putarunt, phthisicam dixerunt.

Has divisiones morborum tabificorum sola observatio medicos docuit: eaedem diagnosin horum morborum egregie adjuvant. Itaque aut iisdem prorsus subscribant medici, aut, si contemplatione accuratius definire et ad formam scientiae informare voluerint (*Eintheilungen der Theorie*), in eo ingenium suum exerceant, ut summa morborum tabificorum genera constituant, a medicorum usu non adeo remota, quae potius agendi momenta et indicationes sat luculentas medicis suppeditent; siquidem medicorum officium est, non de morborum natura docte, copiose et ingeniose disserere, sed morbos curare secundum experientiae effata (*Erfahrungsgemäfs*) et si fieri potest, sanare.

Divisionis theoreticae specimen.

Definitiones et divisiones morborum ad scientiae formam (*Theoretische und wissenschaftliche*) ex caussa morborum proxima instruimus. Quae in his morbis generatim collocari potest in materiae organicae, nempe lymphaticae, albuminosae, defectu; sive hic defectus locum habeat, quoniam illa materia nutricia non paretur et partibus organicis non apponatur; sive illa materia, parata quidem et adposita, praepostere iterum solvatur et e corpore eliminetur. Hinc duo intelliguntur summaque morborum tabificorum genera: unum Tabis vel Atrophiae proprio nomine insigniendum, in quo non paratur nec partibus apponitur materia nutricia: alterum, in quo materia organica praepostere solvitur et e corpore proscribitur, Phthisin proprie appellare licet. Haec divisio tamen, quum nec doceat, qui fiat, ut materia nutricia paretur et partibus apponatur, nec quomodo materia organica praepostere exsolvatur et eliminetur, scientiae formam quidem simulat, veram autem scientiam non exhibet nec efficit. Praeterea autem, et in quo rei cardo vertitur, a medicorum promto usu prorsus remota est, quoniam medicum non docet, quae agat, ut materia nutricia paretur et partibus adponatur, et quid moliatur, ut materiam organicam figat et intra partes contineat.

Res est, nos ignorare penitus interiorem assimilationis et nutritionis naturam modumque, quo vis vitalis utetur ut partes organicas detritas resarciat, materiam animalem juxta partium diversam fabricam temperet iisque adponat huic fabricae accommodatam. Ignoramus pariter, qua vis vitalis vitiositate fiat, ut organica materia e partibus exsolvatur et tanquam peregrina e corpore eliminetur.

Quum tamen conditiones passim cognoscamus, sub quibus nutritionem natura perficit, et quae praeposteram materiae organicae exsolutionem et jacturam efficiunt, elucet, ex harum cognitione medicum petere debere agendorum et omittendorum rationes et sic formari posse morborum tabificorum divisiones, ad medicorum usus adcommodatas, ideoque vere pragmaticas.

Conditiones hae sunt positae praeter debitam copiam et qualitatem materiae alimentariae: *a*) in instrumentis assimilationis, visceribus chylo-poieticis, apperatu glanduloso-lymphatico pulmonibusque; *b*) in incitamentis internis omnium harum partium, nempe humoribus animalibus nobilioribus, maxime lympha, sanguine; *c*) in debito systematis nervosi in illa instrumenta influxu.

Hinc ad tria genera suprema morbi tabifici revocari possunt:

I. Ex imbecillitate et vitio organorum illorum, quae assimilationi praesunt, Atrophia.

II. Ex imbecillitate systematis nervei, maxime spinalis, Tabes, sive Phthisis nervea.

III. Ex penuria incitamenti naturalis interni, profluvio sanguinis, lymphae nobilioris, lactis, seminis, inprimis autem jactura lymphae nobilioris in suppuratione diuturna, vel visceris cum hujus laesione, deformatione. Partim Tabes, partim Phthisis ulcerosa.

Haec tabis genera tamen ita inter se conjuncta sunt, ut facilis sit levioris in gravius genus transitus.

Prognosis.

Prognosis in singulis tabis speciebus scitu maxime necessaria est, ut medicus sciat, quodnam consilium in quovis morbi stadio vel gradu capiat, nec vanis promissis existimationi suae noceat. Itaque in singulis tabis formis de prognosi diligenter dicendum erit.

Sed

Sed generatim de prognosi in morbis tabificis plura proferre, vix operae pretium fuerit, quum, quae hic generatim adnotari possint, doctrina medica, imo vel sana ratio quemque satis doceat: v. e. totum hoc morbi genus vitae admodum infestum esse; curatu perquam difficile; curationem longam et taedii plenam; si constitutionis morbi fuerint, maxime haereditariae, praecaveri et arceri haud adeo raro posse maturis consiliis, imprimis diaeteticis et circa regimen, si autem jam eruperit aut prorsus se explicuerit, insanabilem esse, ita quidem, ut saepe difficile fuerit, morbum trahere et diutius servare vitam hominis; aetatem aegroti aliquando praesidio esse, haud raro exitium properare; caussas et physicas et psychicas sive morales saepius vix auferri posse; etiam sapientissima medicorum consilia vix in usum vocari posse ab aegroto, etsi morigero, dum v. c. paucis tantum liceat, negotiosam actionem circumscribere, vel adeo longas peregrinationes instituere, coelum mutare, et plures per annos, imo per reliquam aetatem sub propitio coelo degere; actuosas vitales vires his in morbis plerumque deesse, quae tamen, si quando efficaces sese praestant, exanthemate aliquo e diuturnorum genere, profluvio sanguinis vel muci, ulcere externo, valde attendendae sint et a medico provide moderandae; morbos hos natura sua semper in deterius tendere; obscura saepius initia ducere, ut praetervideatur clandestina febris, cui obicem ponere possit medicus; sic adducatur febris hectica, curatu longe difficilior, et tandem accendatur phthisica febris, cum laeso et depravato aliquo viscere, tantum non semper immedicabilis; denique diatheses ad hos morbos vix eradicari posse, ut felicissima curatio fere semper sit imperfecta, et morbus facile, imo adeo plures post annos recrudescat et hominem in provectiori aetate jam constitutum tandem occidat, cujus vitae in juvenili aetate, benignitate naturae vel aptis praesidiis, pepercerit.

Curatio.

Curatio morborum tabificorum singulis eorum formis et stadiis, diversis eorum caussis diversaeque aegrotorum constitutioni sollicite adcommodanda est. Itaque de curatione tabis generali pauca tantum praemittenda sunt. Quam roborantem generatim esse oportere, quisque intelligit; iis tamen praecipue remediis, quae visceribus chylopoieticis robur conciliant. Imprimis autem notandum est, minime medicamentis plurimas partes hic credi debere, sed potius victui, viribus digestionis accommodato, eupepto igitur et euchylo, debitoque tum corporis tum animi regimini.

Inter alimenta pro viribus digestionis selectus fieri debet inter lacticinia et carnes juniorum animalium, tum ad juscula tum elixas (*gedämpft*, *geschmort*). Porro radices Salep et medulla Sago et Oryza jusculis recte incoquuntur, nec non ex iis, addito tantillo mitioris aromatis vinoque modico, galatinae parantur, quibus conficiendis cornu cervi quoque et Ichthyocolla inserviunt. Vitellus ovi et in jusculis dilutus, minime tamen coctione coactus prodest, qui aqua quoque satis dilutus, addito pauco vino vel parca aquae Cinnamomi copia, potioni haud raro inservit. Potionem aliquam fermentatam ventriculi imbecillitas saepe requirit, sed quum facile nimia incitatione noceat, admodum provide et in parca tantum quantitate concedi debet. Generatim cerevisiam paulo meraciorem, qualis Mumma Brunsvicensium et Cerevisia Brittannica est, vino praefero, quod tamen interdum Gallicum rubrum, aqua temperatum et saccharo conditum praeberi potest. In magna debilitate pauxillum vini oleosi ad refocillendas vires et corpus nutriendum permitti debet, quale est vinum e Capite bonae spei (*Kapwein, Constantia*) vel vinum Canariense ex uvis passis, quod *Sekt* vocant. Porro alimenta de die saepius, sed parciori copia dari convenit, iisque temporibus, quae febre maxime vacant.

Somnus sit post prandium brevis, sed post levem coenam maturus, etiam in diem aliquantisper protractus. Lectus, nisi plumis aegrotus nimis assuetus fuerit, potius e pilis equinis constructus (*Matrazen*) aegrotusque non multa veste, tamen non nimis levi (*Decken*), operiatur. Munditiei summa sit cura, ut indusia fere quotidie, et lintea pulvinarium velamina (*Laken und Ueberzüge*) sat saepe mutentur. Cutis mane molli frictione curetur, vel manu, vel tela mollissima. Si nimis perspirat noctu aegrotus, tela suffiatur grato fumo ex Olibano, Benzoë, Succino, cort. Cascarillae, floribus Rosarum rubrarum, vel Iuniperi baccis siccatis, quae apud pauperes sane sufficiunt. Interpositis semper aliquot diebus, si morbi natura et gradus non vetat, aeger post jentaculum, vel ante coenam utatur balneo tepido, cui inprimis lac, vel si ferri possunt, aliquae herbae nervinae mitioris indolis, quales sunt herba Melissae et flores Sambuci, addi possunt. De efficaciori balneorum materia hic nondum sermo esse potest; nunquam autem diu in balneo moretur aeger, et ne post balneum frigus admittat, summo studio caveatur.

Motus corporis convenit moderatus, horis antemeridianis, ambulatione brevi in aprico, isque inprimis, quem passivum dicunt et mixtum, vectione in equo (mixtus est motus), vel rheda, vel navigatione in flumine satis placide decurrente. Nunquam exercitatio et corporis motus ad defatigationem promoveatur.

Praeter hanc diaeteticam curationem, si quae adest nimia excretio vel cum incipiente morbo, profluvium mucosum, diarrhoea, sudor, hae omnes moderandae, imo interdum cohibendae sunt; quod tamen summam prudentiam medici requirit, ne nobilior pars damnum patiatur.

Haec curatio vere rationalis, quam imprimis veteres medici recte exposuerunt et inter recentiores *Weickardus* in enchiridio, tanti omnino est, ut sine ejus accurata administratione, de solo medicamentorum usu in his morbis parum vel nihil salutis sperandum sit.

Quod ad apparatum medicamentarium attinet, quo medicus contra hos morbos pugnat, vel ex debilitate, praecipua Tabis caussa, satis elucet, opem hic generatim promittere remedia roborantia, eaque fixiora, amara, subadstringentia, martialia, verum etiam nonnihil incitantia et aromatica: his autem inesse magnam differentiam, ut in aliis amarities pura insit, in aliis mucilagine, aut principio salino temperata, in aliis principio aliquo volatili et excitante aucta, alia demum peculiari vi remediali praedita sint, nemo ignorat. Itaque ex magna hac medicamentorum tribu prudentissimus selectus faciendus est, ut respondeant diversae Tabis naturae, sedibus et magnitudini, nec non tabidorum adeo diversae et interdum haud parum variabili incitabilitati, sensibilitati et irritabilitati. Ex quibus omnibus facile est colligere, de usu horum remediorum generali vix praecipi posse, quem non nisi specialior horum morborum tractatio satis accurate docere possit. Sufficiat igitur, hic, veluti in limine, praecipua horum remediorum nominasse: laudari merentur Quassia, quae merum amarorem possidet, Lichen Islandicus, Tussilago Farfara, radix Columbae, mucilagine nobiles, Carduus benedictus, salino principio temperatus, Taraxacum, parum incitans, Gentiana, Centaureum, Trifolium aquaticum, Absynthium, majori vi incitante praedita, radix Calami, valde aromatica, Flores Millefolii et leni incitante et aliquo adstringente principio donati, glandes Quercus, singulari tamen resolvente vi praeditae; Cinchona singulari prorsus vi medica insignis; ferrum denique, admodum vario modo praeparatum, maxime in aquis medicatis, quibus natura ferrum communicavit, tum mitioribus, tum validioribus; ad priores pertinent aqua Spadana, Fachingensis, Toensteinensis, Cudowanus, Flinsbergensis, Egranus et unus ex fontibus Mariaebadensibus, quem Ferdinandi vocant, sale temperati, ad validiora fons Pyrmontanus et Driburgensis.

Jam ad specialem horum morborum tractationem transiturus, ordinem servabo, qui mihi ad usum medicorum maxime accommodatus videtur. Dicam nempe:

I. De morbis tabificis strictiori sensu, qui penuria nutrimenti et virium animalium potissimum nocent, Atrophia, Marasmo, Phthisi nervosa et dorsali;

II. De Febre lenta et hectica;

III. De febre phthisica, cui demum;

IV. Diversas et maxime memorabiles Phthisis ulcerosae species subjungam.

Scriptores praecipui de morbis tabificis generatim.

Burserii a Kanilfeld Institut. med. pract. Vol. IV.

Diction. des sciences medicales, sub nominibus morborum tabificorum; praeter haec artic. Aridure, Consomption, Emaciation.

Haase chronische Krankh. Th. III.

Fr. Jahn Klinik der chron. Krankh. 1815.

Raimann Handb. der spec. med. Pathol. und Therap. II. B. 1823.

Christ. Bennet theatri tabidorum vestibulum.

Richard Morton Phthisiologia et in Opp.

Sachtleben Vers. einer medic. Klinik der auszehrenden Krankheiten. Bd. I. II. 1792.

Specialiores scriptores ubique suis locis laudabo.

Sectio prima.

Atrophia (*Dürrsucht*).

Definitio.

Continetur morbus permanente nutritionis defectu cum vera corporis contabescentia, cum materiae jactura atque magna corporis debilitate, initio absque febre notabili, cui mox febris accedit lenta, qua tandem corporis habitus admodum permutatus apparet et quae in febrem hecticam abit. Hic nutritionis defectus vel ex debilitate seu morbo partium lymphatico-glandulosarum, vel ex peculiari systematis nervosi debilitate, vel ex succorum corporis nobiliorum jactura ortum habet.

Divisio.

Itaque hic morbus ingenere pro secundario s. symptomatico est habendus, quippe quod tamen non nimis acriter est limitandum; Atrophia enim scrophulosa certe est idiopathica. Morbi autem tabifici a systematis nervosi debilitate atque a nobiliorum succorum jactura saepe sunt idiopathici, saepius symptomatici.

Sunt Atrophiae species:

A) Atrophia infantum s. Paedatrophia,

B) Atrophia lactantium, Tabes nutricum s. Galactorrhoea,

C) Atrophia s. Phthisis nervosa,

D) Tabes dorsalis,

E) Atrophia s. Marasmus senilis.

Passim medici de singularium partium Atrophia loquuntur, v. g. de Atrophia oculi, seu Marasmo partium paralysi adfectarum in morbis gravioribus inveteratis, quod quidem aptius Ariduram vocemur. Pars corporis contabescit, si processus vitales in eo deficiunt, quod e vasorum et nervorum ejusdem compressione fieri potest mechanica: generatim, si systematis arteriosi et nervosi influxus in partem continuo deletur.

Explicationem physiologiae et pathologiae Atrophiae momentosam exhibuit *Dict. des scienc. medical.* Art. Atrophie.

Atrophiae curatio generalis.

De curatione jam dictum fuit generatim, sed quum in hac Tabis specie tela cellulosa imprimis ita affecta sit, ut sedem morbo veluti praebeat, maxime subcutanea, elucet, hic curam cutis multam esse debere, calore frictione, munditie summa. Hinc balnea tepida, mollia, ex aqua dulci, lacte, sapone, cum oleo, ex partibus animalibus, inprimis proficua sunt. Diutior in balneis tepidis mora esse debet, quam plures per horas prorogant Orientis populi. Iidem ad eundem finem multa pinguedine in cibis utuntur (Conf. *Prosperum Alpinum* de medic. Aegyptior.). Sed vide, ne balnei tepidi abusus laxitatem et debilitatem adducat; et ventriculus et digestionis vires vix ferent liberalem illum pinguis cibi usum, nisi in sanis, pinguedinis corporis propter formam et pulchritudinem studiosis.

Atrophia infantum. Paedatrophia.

Rosenstein, *Girtanner*, praecipue *Fleisch* in opp. über die Kinderkrankheiten.

Haase chronische Krankheiten.

Jahn Klinik der chronischen Krankheiten.

Sachtleben Pathologie und Therapie der auszehrenden Krankheiten.

F. Hoffmann Disput. de Atrophia in opp. supplem.

Chüden methodus nova praeservandi et curandi Atrophiam 1746. in *Haller* disputatt. collect. Vol. VI.

Joh. Kaempf de morbis ex Atrophia 1756.

Titius de Atrophia infantili. 1816.

Baumé traité de l'amaigrissement des enfans.

Decursus et symptomata.

Morbus infantes praecipue post ablactationem invadere consuevit a secundo ad quintum aetatis annum: subinde primo jam aetatis anno, necnon provectiore aetate contingit, imo in adultis (quo quidem casu Paedatrophiae nomen morbus sibi vindicare non potest) observatur atque praesertim in iis, qui vitam degunt sedentariam, in hypochondriacis et hystericis, quae quidem forma admodum mala esse solet.

Non sine luculentis infantes corripit prodromis, inter quos primum locum tenent perturbationes organorum digestionis: ciborum appetentia, saltem in initio, raro deest, imo plerumque aucta apparet, et praeprimis parvuli cibos appetunt concoctu difficiles, v. g. cibos e farina paratos, Solani tuberosi radices, panem secundariam; alvus inordinate procedit, saepius tarda, quibus in momentis causae etiam morbi nonnunquam continentur. Mox venter fit durus, intumescit, intenditur, cum notabili reliqui corporis emaciatione; habitus infantis depravatur et in cachecticum mutatur, cutis corrugatur, praesertim circa nates; facies senile aliquid prae se fert. Interdum manus contrectans percipit in ventre tumente corpora dura, mobilia, glandulas scilicet mesentericas induratas. Emaciatione jam progressa saepe ex glandulis cutis sebaceis exprimere potes corpora tenuia filiformia, albicantia, praecipue in regione costarum, facillime post balneum: materia vermiformis a Veteribus pro tabescentiae caussa habita, Comedonum nomine salutata fuit, nihil autem est praeter glandularum sebum. Hujusce organorum digestionis status vermes esse comites solenne, praecipue Lumbricos et Ascarides. Alvus initio adstricta laxa evadit atque profluvio laborant infantes, praesertim mucoso: nonnumquam nimis laxa et nimis adstricta invicem sese excipiunt. Urina fit turbida. Infantes multum sudant, praesertim noctu; mane, necnon noctu siti vexantur.

Rebus sic se habentibus febris hectica magis magisque declaratur. Saepe cognoscitur morbus animi infantum conditione: sunt enim morosi et in iracundiam proni: in nonnullis, quorum morbus cum Rhachitide complicatur, praecox observatur ingenii acumen.

Morbi duratio ex caussarum rerumque externarum discrimine varia: febris hectica abit in phthisicam, accedunt signa colliquationis atque sub iisdem moriuntur infantes.

Extispicia cadaverum praemonstrant glandulas tumidas natura plerumque mutatas, interdum suppuratas: nonnunquam caetera quoque viscera morbo mutata apparent. Durities glandularum Mesenterii Atrophiae scrophulosae magis propria esse videtur.

Imago morbi, quem depinxi, Atrophia haec simplex, locum habet, si e mero nutritionis defectu absque ulla diathesi morbosa socia oritur morbus: alias compositus est. Sic Atrophia scrophulosa et rhachitica species sunt peculiares atque pro diathesis varietate vario modo debent curari.

Caussae simplicis Atrophiae.

Singularis adest organorum assimilationis debilitas, praesertim in glandulis conglobatis, quae magni in assimilationem sunt momenti, organis. Idem pariter in Atrophia scrophulosa locum tenet vitium, in hac autem glandulae conglobatae totius corporis afficiuntur, et multo difficilius curatur. Verum etiam in Atrophia simplici glandulae colli tument, hoc autem fit sensim, pedetentim et symptomatice, in Atrophia vero scrophulosa hoc ab initio observatur. Harum glandularum tumores in Atrophia simplici longe minus snnt duri ac in scrophulosa. Atrophiae etiam rhachiticae propria est indoles.

Non pauci animum intenderunt, ut morbi caussam ope doctrinae invenirent. In Atrophia rhachitica systematum resorbentium facultas pro corporis conditione aucta apparet, in Atrophia autem scrophulosa haec languere videtur; Scrophulosis cum Rhachitide omnia systemata tenere videtur. Ex his conjecturare voluerunt, Rhachitidem sedem habere in vasorum lymphaticorum initiis, Scrophulosin autem in majoribus hujus systematis truncis atque in ejusdem glandulis. Atrophiae sedem praesertim in Mesenterii vasis lymphaticis quaesiverunt. Cruoris quoque conditionem respexerunt alii, autumantes, sanguinem in Scrophulosi magis esse oxydatum, in Rhachitide minus: contrarium esse in Atrophia.

Glandularum obstructionem cum Veteribus admittere non licet, sed contextus earum admodum dissolutus apparet, quod in Atrophia scrophulosa magis, quam in simplici contingere solet.

Caussae remotae.

Longe utilior est perscrutatio caussarum remotarum. Saepe lac nimis tenue et iners, nec sufficienti copia pusioni datum; interdum lac nimis spissum nutricis, quae nimis diu lactavit; immundities et squalor conclavis, habitatio humida. In ablactato infante, in quo morbus plerumque erumpit anno aetatis secundo, etsi ex caussis recensitis vel primo anno manifesta hujus morbi reperiantur vestigia, victus dyspeptus ex pane atro, Solano tuberoso, vel victus nimis pinguis ex farinaceis, placentis, lacticiniis crassioribus dyspeptis, victus in acorem vergens, ex fructibus horaeis nimiis, vel non satis maturis, ex saccharatis et sacchari abusu.

Num, ut nonnulli perhibent, seminium connatum? vix crediderim, nisi in Atrophia vere scrofulosa. Sed unde haec opinio, usu edoctus esse mihi videor: sunt matres, ex ordine nobilium, quae nec natura, nec vi-

tae

tae genere ad lactationem aptae, lactis parvam copiam in mammis secernunt, idque lac semper tenue est et paucarum virium. Aliae vitam fere aulicam vivunt et animi affectibus indulgent, lacque fere corrumpunt et fere veneno aliquo inficiunt. Aliae de summa infantis munditie non satis curiosae sunt; ut morbus fere in pauperibus observatur.

Prognosis.

Prognosis ex decursu morbi facile habetur. Si ab initiis deprehenditur, quod minime difficile est ex habitu corporis et prodromis, haud difficulter sanatur, victu maxime et regimine idoneo. Si autem febris hectica jam se prodit, atque in ventre tumido glandulae tumidae sentiuntur, curatio difficilis, saltem longa et taediosa. Si autem febris phthisicae notae jam adsunt, suspicioque est, glandulas morbosas in mesenterio pus concepisse, quod calor et dolor circumscriptus in abdomine fere indicant, cum diarrhoea pessima colliquativa, sudore simili. febre vehementer aucta, pulsu valde frequente, pleniori, dariusculo, omnis spes sanationis abjicienda est. Laetior infantis facies, minor morositas, major alacritas, ma jor ad motum proclivitas, appetitus ciborum naturae conformis, a nimia voracitate alienus, alvus morigera, nec tamen fluxa, habitus corporis melior utique magnam spem ostendunt, si sedula semper habetur infantis cura; hac enim vel paulo intermissa, morbus illico in pejus vertitur, ut in toto hoc morbi genere fieri solenne est. Porro Atrophia simplex longe tractabilior, quam scrofulosa; in illa enim praeter debilitatem viscerum chylopoieticorum, maxime glandularum mesentericarum, nulla singularis adest vitiositas. Si cum diathesi rhachitica est, morbus etiam longe pejor. Si ad Hypochondriasin accedit, morbum valde periculose auget, diarrhoeam provocat sat difficulter cohibendam, pedum oedema accedit, ipsaque inde Ascitis cum Tabe progerminat. Hanc Atrophiam etiam apud hystericas vidi, utroque morbo, tum hysterico, tum hypochondriaco, affectas: utrumque enim morbum distinguo ego. Est etiam atrophiae periculum apud illas feminas, certo hystericas, sed signis hysterismi suetis non adeo conspicuis, quae per plures interdum menses, imo ultra, cibos fere nullos capiunt, aut tantum paucum cibum frigidum, interdum non nisi ex pomis, vel dyspeptum ex solano tuberoso intritae forma; hae gastrodynia perpetua affectae, quoties cibum sumserunt, cardialgia saeviori cruciantur, donec vomuerint, quae comederant. Morbus sanatu perquam difficilis, qui saepe medicis etiam haud imperitis suspicionem movet vitii organici circa praecordiorum viscera, et ad inanes, nocentes et periculosas curationes adducit. Interim ex eo, quod habitus harum feminarum non valde mutatur, quod singularis et excedentis sensibilitatis in corpore, maxime in cute, notae adsint, quod subinde manifestiora hystericae tabis symptomata accedant, morbi veram naturam medicus deprehendere poterit. Revocant alii hanc hypochondriacorum et hystericarum Tabem ad Phthisin nervosam. Sed quando instrumenta assimilationis et mesenterium praecipue affecta sunt, Atrophiae propior videtur, etsi labes in toto nervorum systemate simul locum habere soleat.

Curatio Atrophiae simplicis.

Curatio atrophiae simplicis, nondum ita progressae, ut pro insanabili haberi debeat, his nititur indicationibus:

I. Removere omnes caussas remotas recensitas;

II. Viribus instrumentorum assimilationis succurrere

III. Toti corpori robur conciliare congruum

I. Quae ad primam indicationem pertinent, ex recensitis remotis caussis facile desumuntur. Matres ad lactationem ineptae monendae sunt, ne prolem lactent; si jam lactare inceperint, persuadendae, ut pusionem nutrici committant, lacte satis abundante, euchylo aetatique infantis adcommodato *). Feminis, quibus lac non deest, victus et vitae genus commendandum lactationi conveniens. Affectibus suis nimis indulgentes

*) Bonae nutricis qualitates multi tradiderunt, qui de educatione physica infantium scripserunt. Recensuit amplissime *Fleisch* (*Handbuch über die Krankheiten der Kinder* B. I. p. 60.) Iidem saepe nocuerunt pravo consilio matribus dato, semper officium earum esse, prolem lactandi. Mater autem morbis afflicta, vel tenera nimis et lactis tenuioris, ferax morborum seminium infanti communicat, atrophiae praesertim, et sua fata praecipitat morbosque facile auget. Veteres inter scriptores haud sine voluptate legi *Hieronym. Mercurialem* (in tractatu de morb. pueror.) nutricis qualitates docentem: vult esse optimorum morum, non juniorem XX annorum, nec seniorem XC (en corporis feminini rationes seculo XVI.): si peperit, a partu non absit II vel III mensibus; debent esse lati pectoris et mammas habere nec magnas, nec parvas, sed inter has medias; addere de papillarum forma debuisset.

a lactatione cohibendae. Nec minor nutricum, quas juvenculas et sanissimas esse oportet, cura habenda, atque inprimis eo videndum, ut ne a sueto vitae et victus genere prorsus et illico recedant: laboriosum, quod hactenus ducebant, cum prorsus otioso, victum, quo antea vescebantur, cum tenero nimis commutent. Ipsa lactatio paulatim ad debita tempora fiat, nocte paulatim parcior. Prorogetur, prout infantis vires et corporis evolutio suaserit, ita tamen, ut, quod in plebe fieri solenne est, non nimis prorogetur. Si bona nutrix haberi nequit, lac substituendum animalis recens mulsum, maxime caprae non vetustae, quod ex ipsis caprae uberibus quomodo ab infante sugatur, nuper docuit *Zwierlein* (*Die Ziege als beste und wohlfeilste Säugamme*). Satis mature victui adcommodato adsuescat infans. Nimius potus, isque tepidus, nocturnus et relaxans evitetur. Cubiculum satis amplum minimeque humidum, purumque ab exhalationibus quibuscunque, etiam hominum multitudine, quotidie satis ventiletur. Munditiei tum in indusiis, tum in vestibus, tum in corporis infantilis lustratione summa cura sit. Infans quotidie, si tempestas permiserit, in aprico commode moveatur. Victus sit in ablactato idoneus, cibus animalis, minus vegetabilis. Potus parcus, aqua, non vinum, nec cerevisia, omnium minime spiritus vini. Hac provida cura certe fiet, ut caussae atrophiae mature rescindantur, morbus arceatur et in primo suo initio cohibeatur et juguletur.

II. Secundae indicationi, quae jubet, ventriculi ceterorumque assimilationis instrumentorum viribus succurrere, optime et examussim facimus satis victu idoneo, maxime jusculis ex carne et, pro ratione aetatis, ex pauca carne eaque et elixa et assa, saepius sed parvis praebiis pro ratione aetatis oblata. Roboranti medicinae, si morbus jam altius visceribus inhaeret, venter tumet, alvus obstructa, vel praeter modum fluxa est, excrementa egeruntur mucosa, virescentia, acorem spirantia, praemitti debent solventia, maxime ex Kali acetico, Rheo in infusione; in magna muci copia cum torpore, pauca grana radic. Jalappae cum saccharo bene tritae dari merentur, inprimis si vermes intestinales simul molesti sunt. Postea tinc. Rhei vinosa et extr. Taraxaci maxime laudari merentur.

Mesenterium maxime expedit et roborat glandium Quercus leniter tostarum continuus usus. Ut hoc in morbo primae viae generatim turbantur, nec liquores digestivi, atque in iis princeps bilis, satis efficaces non praeparantur: ita acor atrophicos valde molestat, ardore sodae specie, excrementis viridiusculis, acorem spirantibus, atque inprimis fame fere perpetua; panis maxime avidi esse solent; vidi etiam, qui terram, qui calcem clanculum devorarunt. Veteres medici hunc acorem perperam pro morbi caussa habuisse puto. Effectus est debilitatis et praecipue liquorum digestivorum inertiae. Sed natus acor morbum auget novumque momentum caussis addit. Leniendus Magnesia Carbonica, sed tollendus Kali carbonico, satis diu minoribus dosibus dato, addito demum extr. Taraxaci, vel amaro. Bilis bovinae efficaciam ipse non exploravi hoc in morbo, commode dari posset in vino dulci vel aqua Cinnamomi soluta; ad hunc acorem pertinacem vincendum expediendaque abdominis viscera, hodie proponunt tinct. Kali caustici, minima certe dosi et satis dilutam. Olim proposuerunt Ammonium causticum, cum Alcohole vini nuptum, nomine offae albae *Helmontii* quod remedium ad *Raymundum Lullium* refertur: usus sum plures ante annos haud sine fructu; postea tamen his vehementioribus et acrioribus medicamentis in tenella aetate libenter carui, quorum in pueris non nimis teneris, quos morbus scrophulosus rhachiticusque occupat, sub debita cautione potius locus esse possit.

III. Indicatio haec toti corpori roborando studet, apto victu et regimine, de quibus satis dictum fuit, balneis tepidis resolvendi caussa primo ex sapone, deinde ex stirpibus incitantibus lenioribus jam laudatis; in majore macie ex multo Hordei et pauco Humulo lupulo; denique ex globulis martialibus. Praeterea remedia amara forma Elixiriorum data, quale Hoffmanni est, recte quidem laudantur. Poteritis tamen inopibus minus charo pretio opem ferre solutione extr. Gentianae vel Trifolii in aqua Cinamomi. Sed si magna superest totius corporis imbecillitas, cortex Peruvianus in auxilii partes vocandus est, forma extr. frigide parati, vel infusionis frigidae. Denique in remediis martialibus magnum praesidium est: laudant praecipue ferri muriatici tincturam; quae mihi usu fuit, parere jubebam ex ferro muriatico ammoniato, sive floribus salis ammoniaci martialibus beneficio alcoholis vini digestis: Aroph *Paracelsi* fuisse creditur; recentiores vocarunt Tinctur. ferri aperitivam, vel resolventem. Ab hac resolvente nempe progressus sum ad Tinct. ferri pomatam; quae dicitur acetico-aetherea mihi non probatur propter stypticam indolem. Liquor anodynus mineral. martialis aut minima dosi dari debet, aut facile nimis incitat. In valde debilibus aquam Spadanam praebeo similemve, pauco lacte temperatam, mane; in minori incitabilitate etiam Pyrmontanae paucam copiam utiliter dedi.

Quae curatio longa esse debet sub apto victu, regimine et glandium ilignearum usu. Praesidia, si quae supersunt, hecticae febris phtisicaeque lenimine ex iis petenda sunt, quae suo loco, de curatione harum febrium, accurate dicemus. Febrem hecticam in Atrophia simplici optime moderatur aquae Selteranae usus non nimis liberalis, ut languida viscera ferre possint. Si blanda resolvens virtus expetitur, aqua Emsensis, quam *Kraenchen* vocant, paulo tepida commendari meretur.

De Atrophia scrofulosa.

Diagnosis.

Haec quidem cum Atrophia simplici, tum ratione decursus symptomatumque, tum ratione sedis locique affecti, multa communia habet et caussae occasionales fere eaedem sunt. Sed singulari diathesi distinguitur, quae ex vultu aegrotantis jam deprehenditur. Morbus in toto systemate glanduloso-lymphatico sedem habet, ita tamen, ut modo has, modo illas corporis provincias praecipue occupet. Itaque haec Atrophia ex singulari vitiositate systematis glanduloso-lymphatici, incognitae hactenus naturae, atque vix, nisi naturae vires per incrementum corporis suffecerint, eradicanda, facile serioribus annis recrudescens, rhachitico morbo valde analoga, eidemque haud raro juncta est. Hinc longe pejoris indolis est, Atrophia simplici: dici potest Atrophia, singulari vitiositate aucta.

Paucis verbis definiverim Scrofulam mesenterii, vel scrofulosam mesenterii affectionem, cujus naturam ut penitius perspiciatis, praemittenda nonnulla sunt, quae de natura vitii scrofulosi experientia medicos generatim docuit. Ceterum Vos ablegare liceat ad eximium *Kortumi* librum (de vitio scrofuloso, quique inde pendent, morbis secundariis. T. II. Lemgov. 1789.), quo alios tamen scriptores de hoc morbo v. c. *C. W. Hufelandum* (*Von der Natur, Erkenntnifs und Heilart der Scrofelkrankheit* 1819.) laude sua defraudare nolim, qua inprimis inter compendiorum scriptores, propter adcuratam morbi adumbrationem dignus est *Girtannerus* (*in libro Von den Kinderkrankh.*): si *F. A. Weberus* librum suum ad umbilicum ducere potuisset, omnes superaturus fuisset. (*Weber Von den Scrofeln, einer endeimschen Krankhèit in den Provinzen Europens.* I. Th. 1793).

Dixi, singularem ad hunc morbum diathesin esse; haec fere haereditaria est, saltem connata, etenim a matribus saepius proficisci videtur; alii de patribus observare voluerunt. Haec diathesis singulari adspectu infantium satis mature deprehenditur: facies nempe in his infantibus fere quadrata conspicitur, propter largiores multo maxillas; occiput etiam longius porrigi solet; imo totum caput ratione totius corporis majus fere videri solet. Vultus pallet, paulo tumet, genae in plurimis sature rubent; labium superius saepe tumescit. Flavicomi, oculis coeruleis, pupillis amplis, fere saepius hoc morbo afficiuntur, verum etiam haud paucos vidi, contrario fere habitu, oculis nigrescentibus, ejusdemque coloris comis, vultu pallido, lurido, fere sublivido, tumidiusculo. His fere obtusum ingenium tardumque esse solet, praecipuaque in Atrophiam scrofulosam proclivitas, dum priores fere praematuro subtilique ingenio pollent, et a Phthisi pulmonali scrofulosa sunt propiores. Ex his habitum scrofulosum sat facile deprehendetis. Dixi, morbum sedem suam habere in systemate glanduloso-lymphatico, siquidem hae glandulae, dum morbus manifestus fit, tument, maxime colli, et retro aures atque sub maxilla, vel potius mento positae. Hae tumidae glandulae aggregatim percipiuntur, initio molliores, demum duriores, mobiles, haud dolentes, variae magnitudinis, generatim lente increscentes, imo per longum morbi decursum modo increscentes.

Quod si in externis glandulis locum tantum vitium habet, morbus nascitur scrofulosus externus, in quo paulatim tumidae glandulae inflammationem tardumque pus concipiunt atque in prava difficulter sanabilia ulcera abeunt, turpes cicatrices per reliquam aetatem relinquentia. Verum etiam Herpes, Crusta lactea, Tinea ad hunc scrofulosum externum morbum saepe pertinent, atque ex eodem tumor articuli scrofulosus, Spina ventosa, et spinae dorsalis varia detorsio, sive gibbositas propullulat.

Sub hoc externo morbo, antequam glandulae inflammationem et pus concipiunt, infantes satis alacriter degunt, appetu ciborum excellunt et egregie nutriri videntur.

Longe alia est hujus morbi interni ratio. In hoc externae glandulae parum, vel non adeo, vel prorsus non affectae sunt, et si quando afficiuntur, fixum sedem in iis morbus non occupat; chronica exanthemata fere disparent, inprimis mala medicatione depulsa. Tunc ad internas ex eadem systemate glandulas decumbit, vel in pulmonibus tracheaque, unde Phthisis pulmonalis et trachealis scrofulosa, vel ad Mesenterii glandulas, unde illa, de qua jam dicendum est, Atrophia scrofulosa ortum habet.

Prognosis.

Haec simplici Atrophia longe gravior, periculosior et diuturnior, praeter communes caussas, ex prorsus singulari vitiositate systematis glandulosi et lymphatici generis orta, praeter communia ad morbum arcendum praesidia, singularia remedia requirere visa est medicis ac interdum vere requirit ad vincendam, aut saltem cohibendam singularem illam vitiositatem. Quam tamen penitus eradicare sola natura satis potens est, dum corpus infantis perficit, pubertatis maxime tempore. Sed si quando pulmones morbus occupaturus est, longe serius illa diathesis persistit, ut circa vigesimum fere et trigesimum annum, imo serioribus annis tandem erumpat. Atrophiae scrofulosae post superatam pueritiam exempla pauciora sunt; in nonnullis tamen ex hoc morbo phthisicis, morbus una cum pulmonibus et mesenterium occupat. Interdum mitior, aptoque regimine exceptus, per totam vitam trahitur, ut ad senium ferre nonnulli perveniant, qui tamen, etsi jam a senio propiores, hoc demnm morbo exstinguuntur.

Curatio.

Itaque de curatione Atrophiae scrofulosae propria dicturi, ante omnia adnotamus, vim naturae hic maximam esse, ideoque laudatissima remedia specifica, ex energia vitali aestimanda esse, debitumque pretium iis ex modo statuendum, quo conservandae energiae vitali sese accommodant.

Itaque praeter communia Atrophiae praesidia, ex victu et regimine petenda, de quibus copiose diximus, simul illa remedia in usum vocanda sunt, quibus singularem virtutem antiscrofulosam inesse per experientiam constitit medicis. Ante omnia autem, si fieri potest, vitium scrofulosum ad exteriores partes invitandum est. Quod tum fit aegrotorum veste, quae aegroto ab omni iniquo aeris et tempestatis influxu caveat, nec non cura cutis, frictione panno laneo, aromatico fumo etiam imbuto, balneis tepidis: tum, si morbus exanthematis scrofulosi, herpetici v. c. vel Tineae exitum quaerat, ut ne hanc novam sedem turbemus, sed potius faveamus et sustentemus. Sunt autem remedia antiscrofulosa, aut quae saltem pro talibus habentur, longe plurima, ex quibus medicus prudenter seligere debet, quae conditioni aegroti et sedi morbi in visceribus abdominis et mesenterio praecipue, respondeant. Deinde his specificis remediis, maxime vehementioribus, non tota salus aegrotorum committenda, neque ultra modum in horum remediorum vehementiorum usu persistendum est; sed semper videndum, quid natura ferat, et memori mente tenendum naturae vires morbum demum vincere. Prudente igitur exspectatione morbus excipiendus, plurimum naturae committendum et saepe satius fuerit, si morbus satis placatus et lenitus fuerit, naturae efficaciam exspectare eamque prudente victu et regimine fovere et sustentare. Morbo enim satis coërcito atque sic aegroto servato, morbus tandem a natura pededentim solvitur, qui continuo acriorum remediorum usu exasperatus, sufflaminatis naturae viribus, non potest non in immedicabilem Tabem et Phthisin exitum habere.

Ut curationem satis accurate, id est, secundum experientiae tenorem et minime ex aliqua opinione de natura morbi interna, Vos doceam, quae mihi non adeo expedita videtur ordinem, leges et conditiones, quas ego quidem secutus sum, generatim Vobiscum communicabo

1) morbo vix nascenti remedia adhibui, quae conditionibus primarum viarum responderent, ex Rheo, Kali tartarico eodemque acetico. Si crudior victus praegressus sua-

suaderet, lene emeticum propinavi; post haec omnia Taraxaci extractum, verbo, primas quas dicunt vias lustravi, nec tamen debilitavi, deinde robur iis reddere conatus sum, ita, ut adstrictionem caverem.

II. Morbo ultra progresso et febriles motus exhibente, pulsu concitatiori et paulo pleniori, in usu Kali acetici sat diu perrexi, addito etiam Stibii tantillo et sic, compositis febrilibus motibus, denuo extractum Taraxaci subjunxi.

III. Febre minus conspicua aut ad hecticam sese magis vertente, cum sensibilitate minori, imo cum aliquo torpore, corpore languido, vultu tumidulo, abdomine et glandulis parum sensibilibus, per aliquod tempus periclitatus sum vel Barytae muriaticae, vel Calcariae salitae usum, hodieque non repudiarem Jodinae usum et internum et externum. Nunquam autem in continuo horum remediorum usu longior fui, sed interposui aut mox subjunxi mitissima roborantia ex Taraxaco, extracto aliquo amaro leniter incitante.

IV. Incitabilitate majore, sensibilitate et irritabilitate auctiori, si hae essent cum pulsu citatiori, paulo pleniori, iterum ad

Kali aceticum veni, absentibus autem febris alicujus sanguineae signis, Dulcamaram dedi, imo et Conium satis provide. Nec tamen in his remediis ultra modum substiti, sed mox iterum mitissima roborantia ex Taraxaco, Lichene Islandico interposui vel subjunxi.

V. Balnea eadem ratione administravi, secundum easdem indicationes, emollientia ex sapone, incitantia paulo ex Kali carbonico, ex Conio, roborantia ex stirpibus amaris leniter aromaticis, demum ex marte, saepe ex Sale vesco et Natro, balneis ex mare similia, in quibus diu perstiti.

Doses medicamentorum laudatorum eorumdemque formulas, ut facere suevi, fere omisi, quoniam aliunde, ex materia nempe medica haec cognita esse debent. Nostis etiam morem meam, efficaciora remedia parciori dosi et vel timida manu dandi, ut prius experiamur, quid natura aegroti ferat, quod in morbis infantium et tabificis omnibus imprimis observandum esse nemo non intelligit. Barytam muriaticam primo proposuit, quantum scio, *Crawfordus* et *Duncanus*, deinde *Hufelandus* commendavit suam tincturam ex Baryta muriatic. ℥ß.

solut. in aq. destil. ℥j. Dosis pro infante gutt. v — x — xx. in aq. destil. pro adulto gutt. XL. ad LX. ter quaterque per diem. Sed ne obliviscamur, justo majorem dosin facile inferre gastrodyniam, cardialgiam, vomitum, viriumque exsolutionem. Calcaria muriatica ejusdem indolis est acris, et majore dosi emetica; mitior tamen Baryta videtur: ad paucas igitur guttulas infantibus saltem dari debet tinctura; praescribunt quidem infantibus ad xxx guttulas, sed cauti estote. Utrumque remedium longiori et non interposito usu, ventriculum et concoctionis vires pessumdat, nimiaque incitatione nocet. Quod idem valet de tinctura Jodinae, si quis ea uti velit in Atrophia. Kali hydroiodinicum adipe subigitur et minori quantitate circa tumores mammae affrictum proprofuisse vidi. Conii utimur vel herba pulverata ad pauca grana, nec non extracto, quod adultis quidem paulatim sat magna dosi dari potest; an autem semper satis impune? vix affirmaverim: visum mihi est semper, continuo usu pyogeniae favere. Ab eodem longiori usu in adultorum facie singulare exanthema diuturnum, veluti aliquae guttae rosaceae (*Kupferhandel*) haud semel observavi. Balneis utique ad plures uncias herba Conii adjici potest.

VI) Sic morbum persecutus sum, donec mihi satis placatus et lenitus visus fuerit. Tunc cetera fere naturae commisi, satis sustentatae exquisito victu et regimine et roborante medicamento, etiam ex ferro, per aliquod tempus continuato.

Atrophia Hypochondriacorum et Hystericarum.

Superest, ut nonnulla de Atrophiae curatione adjiciam, quam interdum Hypochondriacis et Hystericis evenire dixi, quaeque igitur serioris aetatis est; saepe uterque morbus a phthisi nervosa propior. Et hac seriori aetate interdum propullulare dixi scrofulosum vitium, quod naturae efficacitate non edomitum fuit. Eadem igitur medendi ratione excipiendus morbus, quam ad scrofulosam Atrophiam modo laudavimus. Sed prognosis infausta est, quum a naturae auxilio seriori illa aetate parum sperandum sit. Si scrofulosam naturam in hypochondriacis morbus non habet, vel *a*) Atrophiae simplici similis erit, cum labe tamen praecipuorum viscerum, praecipue hepatis; sananda tunc medicina resolvente, amara, demum roborante. Inter resolventia, praeter mitissima satis nota, gummata ferulacea, maxime Asa foetida et prudens usus Belladonnae commendari merentur, inter Martialia Tinctura ferri resolvens; *b*) vel illa Atrophia Hypochondriacorum a Phthisi nervosa natura sua prope aberit et curatio secundum hanc rationem moderanda; de qua curatione mox accuratius dicemus.

Atrophia feminarum hystericarum eandem duplicem naturam habet: aut ex labe viscerum abdominalium Hypochondriasis instar, aut ex labe systematis nervorum, diuturnoque Hysterismo. Ex hac differentia curatio satis elucet, quam esse oportere aut modice resolventem, aut roborantem ex eorum medicamentorum genere, quod nervis maxime opitulatur, nemo non intelligit. Monendum tantum primo, in hac Atrophia, tum Hypochondriacorum, tum Hystericarum, inter alias excretionis alvinae perturbationes, diarrhoeam sat frequentem esse eamque admodum refractariam, coërcendam victu congruo nonnihil aromatico, vino generoso non nisi repetitis praebiis modice dato, radice Columbo, et inprimis prudente Opii usu. Haec enim diarrhoea non solum tabis progressum properat, verum etiam praegresso Oedemate, viam ad Hydropem, Ascitem nempe sternit.

Deinde in his Hypochondriacis et Hystericis cavendum est, ne nimii simus in medicamentis efficacioribus, non solum propter nervorum labem, quae in his morbis praesto est, verum etiam, in quod sedulo inquirendum, si aliqua labes pulmonum adest propensioque naturalis in pulmonalem Phthisin; haec facile infelicissimo omine accedit et ex nimis sedula et efficaci curatione Atrophiae, medicamentis incitantibus et roborantibus, ocyus certiusque accenditur.

Atrophia senilis.

Porro ad Atrophiae genus haud pauci referunt Atrophiam senilem, sive Marasmum senilem, nec non Atrophiam lactantium, sive Galactirrhoeam. Verum utique est, in utraque tabe labefactata esse assimilationis in strumenta; quae tamen generatim universimque primarie minime afficiuntur, sed secundarie tantum, ex morbi effectu. Morbus ipse autem vere continetur insigni decremento virium vitalium. Quod decrementum in Marasmo senili ex senii ipsius natura, lege naturae progreditur; in Galactirrhoea ex jactura liquoris animalis nobilioris nimia: similis igitur origine sua et natura Tabi dorsali, quae maxime fit, nisi ex Rhachialgia primaria fuerit (Myelitiden hodie dicunt), propter jacturam seminis. Pertinent igitur et Marasmus senilis et Galactirrhoea sive Atrophia lactantium vere ad Phthisis nervosae genus, de quo igitur proxime dicendum erit.

Interrim non piget, monere medicos, ut ne minus naturae dent corporum individuorum, quam distributioni morborum pathologicae, quae genera tantum morborum sistit speciesque notabiliores, minime autem descendere potest ad species individuorum hominum, quas scrutari medici clinici est. Ita exempla non desunt, in quibus Marasmus senilis, nec alia, ubi Atrophia lactantium cnm insigni languore viscerum chylopoieticorum fere incipiunt; quando haec viscera nervorum systematis debilitatem vel primarie sentiunt, ut in illis visceribus statim et ab initio fere instantis Tabis nervosae fomes percipiatur. Ad hanc rem utique attentum medicum esse ubique oportet, ut ne naturae varietatem incuriosus praeter videat, nec omnia eodem pede pathologici sui systematis, dimetiatur.

Phthisis nervea vel nervosa.
(*Nervous consumption. Nervenschwindsucht, Nervenabzehrung.*)

Scriptores praecipui.

Vix *Celsus* L. III. c. 23., etsi hunc laudavit *Vogelius.*

Luculentiora symptomata hujus morbi inter Veteres, habet

Caelius Aurelianus chronicor. morborum. L. III. c. 6.

Veteres quidem ad Hecticae genus retulerunt hanc Tabem.

Recentiores inter primus fere accurate descripsit

Richard Morton in Phthisiologia c. 1. et 3.

Post hunc egregie inter Germanos adumbravit

Richter (senior) de Phthisi nervosa. Progr. Goetting. 1744 recusum in opusculis medic.

Rudolph Aug. Vogel in praelect. de cognosc. et curand. praecip. c. h. affectib.

Trnka de Krzowitz histor. Febr. hectic. omnis aevi observata contin. Vindob. 1783.

Sachtleben Vers. einer medic. Klinik der auszehrenden Krankheiten. 1792.

Praetereo, quoniam omnibus noti sunt, scriptores, qui recentiori tempore therapiam specialem illustrarunt v. c.

Haase von den chronisch. Krankh. B. III.

Legisse non poenitebit pauca et selecta, atque ut solet ex vera peritia petita, quae de hoc morbo *Selleus* habet in med. clinic.

Nec inter recentissimos, reticeri fas est,

Reimann Handbuch der spec. med. Pathol. und Therap. II. B. 1823.

De Tabe nervosa generatim.

Definitio.

Totum genus Phthisis nervosae a ceteris tabis formis distinguitur lapsu virium animalium notabili, eoque primario, quod inprimis functionibus laesis systematis nervosi declaratur. Inde nomen phthisis nervosae recte tuetur.

Decursus et symptomata.

Hinc est, quod more horum morborum, maxime chronicorum, haud raro etiam acutorum, clanculum hominibus insidietur, atque ab initio luculentis symptomatibus vix distinguatur, et obscura plerumque indicia habeat; porro, quod eundem et constantem decursum observatori non praebeat, ut igitur vix constans et perpetua forma morbi exhiberi queat, nisi dum jam in certum exitium properat, quando nimis sera venit et morbi accurata diagnosis et curatio.

Generatim ab initio insignis languor et debilitas totius corporis adest, cujus caussa non liquet satis. Tabescit corpus, absque omnibus signis alicujus in aliquo viscere labis. Bonus corporis habitus perit. Facies pallida et fere plumbei coloris mane tumet; oculi veluti aliqua lippitudine affecti sunt et mane lemis conglutinantur. Animus simul et fere a morbi initio afficitur, magna ejus est plerumque sensibilitas, magna aegroti morositas. Sensus hebescunt et nonnullae observantur mentis hallucinationes, sed transitoriae, ut vix nisi ab accurato observatore animadvertantur. Sollicitudo tamen de morbo suo adhuc aegrum accupat. Vix memini, me morbum cum animi torpore, dum morbus exciperet et sese explicaret, vidisse. Simul corpus mirifice languet, in musculis magna debilitas tantaque crurum imbecillitas, ut aegroti, etsi nondum tanto morbo affecti videantur, nec tantae debilitatis caussa perspiciatur, per totum diem orthostadii esse nequeant, sed subinde lectulum petant. Appetitus ciborum languet, nonnulli a cibo, inprimis firmiori abhorrent, cum doloris aliquo in epigastrio sensu. Lingua sicca, crassiori simul muco obducta; alvus adstricta plerumque est. Musculi abdominis valde tensi deprehenduntur. Urinae saepe mutantur, mox copiosiores et aquosae, plerumque paucae et majorem in modum saturae. Calor tactu exploratus non adeo magnus esse videtur, dum de summo interiorum partium calore aeger conqueritur. Inter haec omnia, non satis definito ordine, modo ocyus modo serius, febris luculentior fit, pulsu mane plerumque languido, sed frequenti et robore fere inaequali, vespere saepe quidem celeri, contracto, duriusculo; sed vidi etiam mane pulsum, qui febrim denotare solet, vespere sub ipsa exacerbatione, pulsum tardiorem, rariorem majoremque. Jam paroxysmi tempore genae circumscripto rubore rubent, et calor hecticus in volis manum plantisque pedum percipitur, atque exacerbationes excipit sudor profusus, vires dejiciens, matutinus. Interim, dum febris ad hanc vehementiam progreditur, aegrotus lecto affigitur perpetuo, et plerumque, praeter opinionem citius, symptomata accedunt pessima, quae de disjecta prorsus cerebri nervorumque energia nullum dubitationi locum relinquunt, et medico, qui morbum non accurate cognoverit, errorem suum, sed nimis sero, ostendunt. Magna jam occupat aegrotum adiaphoria, mens vacillat, mite et vel mussitans delirat, tandem somno urgetur, ex quo nullo modo excitari potest, sed qui perpetuum soporem plerumque sat placide adducit. Interdum Oedema subito augetur, paralyticae affectiones accedunt, atque alvi fluxus superadditur. Ceterum, ut in toto morbi decursu, nerveam ejus naturam, vel ex symptomatum vicissitudine et repugnantia, nemo satis peritus praetervidere poterit: ita in extremo morbi stadio Febris lentae nervosae genium et naturam facile deprehendet. Atque hinc omnino fit, ut pro caussarum magnitudine, curationeque congrua aut inepta, morbus satis incertae durationis sit, plerumque per aliquot menses, imo vel citius decurrat, interdum autem longius multo extendatur.

C a u s a e.

Est utique aliquod ad hunc morbum seminium in nimia sensilitate, tum corporis, tum animi collocandum; unde medicorum nonnulli frequentius in feminis, quam in viris evenire putarunt, quod equidem observare non potui. Atque si diathesis in utroque sexu paris fere efficaciae statuitur, viri tamen nocentiores potentias ad morbum proferendum fere intemperantius admittunt, quam feminae. Hypochondriaci et Hystericae hanc nervorum labem secum trahunt, ideoque haud raro in hunc morbum deveniunt; qui inprimis eos interdum sat subito prehendit, si debilitante et evacuante medicina male fuerunt habiti. Sed et alii nervorum morbi in hanc tabem transeunt, saevi dolores diuturni, capitis maxime, et convulsiones.

Porro inter caussas occasionales hujus tabis praecipuae sunt: moeror, longa animi sollicitudo, amor infelix, Nostalgia, affectus igitur animi ingrati et debilitantes, nec minus magnae ingenii contentiones et pervigilia; evacuationes corporis nimiae, maxime sanguinis, per sudores, per diarrhoeas longas; abusus vini et spiritus vini morbo frequentissime occasionem praebere semper vidi, quod de potus herbae Sinicae et fabarum Arabicarum abusu non observavi. Hos calidos potus caussas inter occasionales recenset *Raymannus*, omnino insontes nec ego declararim. Tandem et regionum in hanc tabem excludendam aliquam vim esse puto, etsi vix explicabilem. Britannis certe solemnior esse videtur.

Prognosis.

Haec ex historia morbi satis elucet. Periculosus valde morbus est, qui non nisi prudentissima curatione exceptus, inter morbi initia sanationem admittit, paulo ultra progressus, per longius tempus sub faustis conditionibus trahi se patitur, imo sanari non omnino recusat. Simulac autem vires aegroti adeo infirmae sunt, ut lecto perpetuo affigatur, omnis spes sanationis abjicienda est. Pessima etiam prognosis est, si aegroti ex longa valetudine hypochondriaca vel hysterica in hunc morbum deveniunt, vel hic ex caussis, quas psychicas aut morales dicunt, quasque removere non liceat, natus fuerit. Denique magnum perpetuumque ciborum fastidium, aegrotum servari, non sinit. Nec ignorare medicum oportet, non nisi longa et sollicita curatione morbum vinci, eundemque facile recidivum fieri.

Curatio.

Itaque curatio satis matura institui debet in qua:

I. caussae occasionales aut removendae aut saltem coërcendae et limitandae sunt.

II. Totius corporis imbecillitati atque imprimis nervorum sensilitati subveniendum est.

III. Animi refectioni opera danda est.

IV. Remediis roborantibus tum internis tum externis, nec non iis, quae infirmatis nervis opem ferant, et his et toti corpori satis diu prospiciendum est.

Ad I. indicationem eamque ceterarum facile principem, medicorum consilia plerumque parum valent. Saepe medicus caussas morbi in animo reconditas vix conjectura assequitur atque, si vel sagacitate *Erasistrati* fuerit, qui in filio Regis *Antiochi* tabe hac fere confecto, occultum in Stratonicem novercam amorem, ex mutato in Stratonices adspectu, aegroti pulsu deprehendebat, vix remedium afferre poterit, quod hoc in exemplo paternus in filium amor suppeditabat. Nihilominus tamen semper studendum est, ut has occultas caussas cognoscamus, quas tamen mature cognitas interdum removere licet. Quae forte in victu et regimine erraverit aegrotus, percontatione prudente medico saepe innotescunt, v. c. si aegrotus vino aut spirituosis liquoribus nimis indulserit. Hos autem errores paulatim corrigendi, non protinus omnino praecidendi sunt. Vina jubeat medicus in spiritus vini potatoribus; vinorum meraciorum et magnarum virium minorem copiam, sed iterata praebia in illis, qui vino largius sumto sunt abusi.

II. Secundae indicationi victu inprimis satis faciendum est. Is quidem praescribi debet nutriens, sed gratus gratoque aromate conditus, ex Cinnamomo, Cardamomo, nuce Myristica et corticibus Aurantiorum recentibus. Neque a vino prorsus interdicendi sunt, sed eligendum genorosum, minimeque acidum, aromaticum, quod palato aegroti placeat, ejusque modica copia aegroto subinde offerenda est. Inter alimenta, inprimis utilia sunt juscula ex carne varia, meraca, ex testudine, limacibus, porro gelatinae animales, atque ostreae crudae. Et ex Oryza vel Salep varietatis caussa juscula parantur, quibus vinum additur. Radices Salep etiam parandis gelatinis inserviunt.

III.

III. Quod ad animi curam attinet, reficiendi et exhilarandi omni studio; haec quidem curatio genio, moribus et conditioni aegrotorum adcommodata esse debet, ideoque specialibus praeceptis tradi non potest. Generatim animi motus (*Gemüthsstimmung*) suaves blande provocandi et nutriendi sunt; amicorum prudentiorum colloquia et consuetudo, bonae artes, v. c. musica, ad hanc rem multum valent. Rusticatio in villa, quae naturae pulchritudine non caret salubrique corporis motui favet, tum animo, tum corpori utilissima erit. Et quum animi motus suaves tantum non omnes in peregrinationibus insint, hae summo jure a medicis commendantur his aegrotis, ita quidem, ut hi quaerant coelum paulo calidius illo, in quo morbus natus sit, minime tamen valde calidum huic non assueti. Praeterea satis constans tempestas in his regionibus esse debet: aër serenus sit, sine magna vicissitudine, elatere suo constante corpus roborans, qualis in regionibus montanis fere esse solet. Si qui vero hujus coeli beneficio ab hac tabe convaluerunt, ne amicum et benignum illud coelum praemature mutent, nec, a morbo prorsus vindicati, subito in regionem gravem, sed pedetentim tantum, animo et corpore satis et omnino refecti, in minus salubrem, si fieri debet, demum transeant.

IV. Quod ad remedia roborantia attinet, haec ita seligenda eoque ordine porrigenda sunt, ut primo magnae nervorum sensilitati consulatur, deinde addantur, quae ventriculi concoctionem promoveant, denique quae musculis robur addant, et totum corpus corroborent. Initium curationis fere semper feci gummatibus ferulaceis selectioribus v. c. Galbano, Opopanace, Sagapeno, Myrrha, Asa foetida: haec in pilulas coacta minori dosi, sed omni tertia fere hora dedi. Ut sensibilitatem moderarer, infus. Valerianae et Quassiae frigidum subjunxi potuique ordinario saepe dedi infus. fol. Aurantii cum Vino rubro Gallico bonae notae et saccharo. Nec in summa sensibilitate a tinct. Castorei aeth., nec a tinct. Opii abhorrui. Haec tamen semper compescendis tantum symptomatibus dedi, nec in usu diu perstiti: tincturam Opii quidem ad pauciores guttulas cum Aethere acetico, aqua Melissae satis dilutas, addita etiam pauca aqua flor. Aurantii. Usum horum remediorum auxi balneis tepidis paulo nervinis ex Melissa, Mentha, florib. Sambuci. Talia balnea vel quotidie adhibui, tempore remissionis, calore et mora in balneo ad vires aegroti accurate adcommodatis.

Interdum horum aegrotorum sensibilitas in sat magnos calores vasorumque motus erumpit: hos compescui Kali, succo Citri saturato, satis diluto, addito etiam paucioribus Aetheris acetici guttulis; temperavi aqua Selterana, vel simili, addito vino pauco, vel succo Citri, si in vino metus esset. In magno erethysmo liquor sulphuricus Hallerianus, aqua sat dilutus et grato syrupo conditus, merito laudatur, quo et ego usus olim sum; postea Acidum phosphoricum commendabilius visum mihi est. Sed in usu horum remediorum nimis diu persistendum non est, sed compescita illa aut sensilitate nervosa, aut vasorum erethysmo, pedetentim transeundum ad roborantia, quae fixa medicis audiunt. Jam inquirendum, utrum viscera concoctionis inprimis langueant, an, appetitu ciborum eorumdemque concoctione non adeo disjecta, potior sit totius corporis debilitas. Si prius est, amara, eaque paulo incitantia per aliquod tempus praebenda sunt, grata Elixirii forma ex Centaureo minori, Trifolio aquatico, Gentiana, addita Myrrha. Solvuntur illa extr. commode Vino Malaccensi, vel Maderensi danturque minori copia ex vino. Progredi licet ad tinct. Cinchonae compositam sed minori copia et aqua satis dilutam. Si, autem posterius inprimis locum habet, infusum cort. Peruv. frigide parat. addita etiam Quassia recte datur, cujus singulis praebiis paucae Aetheris guttulae adduntur; Extr. cort. Peruv. frigide paratum eodem loco esse, nemo non intelligit.

Hoc tempore balnea suadeo rariora ex cort. Salicis, herba Absynthii, radic. Calami, vel addo nonnihil Specierum aromatic. Denique, febrilibus motibus satis compositis, viribusque jam aliquantisper refectis, ex medicamentis amaris et cort. Peruviano, cort. Aurantiorum recenti vinum medicatum roborans parare soleo, aut eundem in finem tinctura Whyttii utor. Interpono prudenter aliquoties de die satis tenerum et mite ex ferro remedium; qualis est Liq. sulph. aether martiatus; vel pauciora pocula aquarum Spadanarum seu Pyrmontanarum mane bibere jubeo, etiam lacte caprino recens mulso paulo temperata, si lacti concoquendo ventriculus par est; nec lac asinae praeferendum non fuerit, si alvum nempe non movet. Si aegrotus ita convaluit, ut secure iter possit instituere, aquas medicatas ad fontes ipsos bibat, atque ex iis balnea sumat, quae in ipsa hac roborante curatione domi aliquoties ex herbis nervinis et Tartaro martiato sumantur. Ad quosnam fontes medicatos aegrotus ablegandus sit, praeter Spadanos et Pyrmontanos, ex horum natura facile intelligitur: illis simillimi esse debent. Haud adeo copiosi occurrunt, quos bibere ex iisque etiam balnea sumere possit, ut in Silesia Flinsbergensis et Cudowanus, ut in Germania meridionali Swalbacensis, sed longe plurimi balneis egregie inserviunt, dum potui aqua Spadana, Fachingensis, Toennsteinensis, mitiores, vel ipsa Pyrmontana, Driburgensisque fortiores, sed hi satis caute, adhibentur.

Si autem eo pervenit aegrotus, ut Febre lenta nervosa prorsus occupatus, viribusque omnino fractis lecto perpetuo affixus haereat, omnem sanationis spem abjiciendam esse dixi. Fieri quidem omnino debent, quae morbi natura indicat; remedia incitantia et nervina nobiliora danda sunt, vinum saepius offerendum est; imposita sinapi, manuum lotione, pediluvio caput liberandum. Abdomen vino aromatico tepido fovendum, spina dorsi spiritu aromatico infricanda; imo, si soporis jam metus est isque urgere incipit, vesicatoria suris, imo capiti, derasis antea capillis, imponenda. Quae omnia tamen incassum fient, dum aegrotus vel satis celeriter convulsiones inter Apoplexia rapitur, vel haec demum post Carum, nonnullos interdum per dies continuum, in perpetuum tradit soporem aegrotum.

Cerebrum post mortem inspicere aliquoties mihi fuit occasio, sed nil inveni, quod morbi naturam declareret; interdum cerebrum justo firmius visum est, alias colluviei alicujus serosae nonnulla vestigia aderant. Cerebri inflammationem, aut menyngum, nunqnam vidi, nec, ex aliqua sanguinis in vasis capitis accumulatione morbi, dum in mortem jam properat, effecta, inflammationem fingere placuit. Medulla tamen spinalis in posterum diligentius a medicis erit examinanda.

De Tabe nutricum.

Scriptores praecipui de morbis mulierum.
Frank epitome L. v. p. 1.

Morbi definitio et natura.

Morbus audit Tabes nutricum, Phthisis lactantium, Atrophia lactantium, *Frankio* Galactirrhoea, quamvis ego Galactorrhoeam rectius scribi putem *). Generatim tabes est ex jactura liquoris animalis nobilioris oriunda, quam, quum primo fere se prodet insigni debilitate functionum animalium, motus maxime, ad Phthisis nervosae genus refero. Fieri utique interdum potest, ut vel cum incipiente morbo viscera, quae concoctioni et chylopoiesi praesunt, valde debilitata appareant; quae harum viscerum eximia debilitas progressu morbi semper adducitur; atque tunc morbus Atrophiae propior videtur; quod utique in curatione, quando haec morbi natura adest, attentionem meretur. Properat haec Tabes nutricum, mox vitiato pulmone, in veram Phthisin pulmonalem purulentam. Sed quum a potiori de-

*) Scripsit jam Galactorrhoea *Isenflamm* in edit, Lexic. med. *Blancard*. Fabrum nominis certe recentiorem aliquem non novi.

finitio fieri debeat, atque haec tabes insigni debilitate functionum animalium mox conspicua fiat, ad Phthisin nervosam revoco. Succi alibilis defectus tantum non semper effectus, raro aliquod caussae momentum affert, ideoque ad Atrophias morbus referri nequit; pulmonis exulceratio morbo etiam demum efficitur atque secundaria accedit. Igitur nec ad Phthises ulcerosas proprie referri poterit haec nutricum vel lactantium Tabes.

Cujus naturam ut evidentius perspiciamus, sciendum est, feminas interdum parum aut nihil lactis in mammis parare in puerperio, ideoque ad lactationis negotium plerumque aptas non esse (vitium Agalactiam medici vocant); alias autem tam copiosum lac in mammis alere, ut vel, quod tamen sat raro fit, in extrema graviditate, maxime tamen statim in puerperio, mammae earum lacte semper turgeant et ex papillis lac jugiter fere profluat: Polygalactiam medici vocant. Haec lactis exsuperantia proprie morbosa dici nequit, quum fere non nisi in puerperis primo lactationis tempore locum habeat, nec feminas debilitet. Distincta igitur utique est haec Polygalactia a Tabe nutricum, quae demum sub longiori lactatione accedit, atque cum manifesto virium decremento conjuncta est. At enimvero, quum haec Polygalactia longius persistens in hanc tabem demum abire possit, atque saepe in Galactorrhoea eadem conditio, sive diathesis locum habere videatur, quae Polygalactiam efficit in puerperis: satis elucet, Tabem nutricum illi Polygalactiae valde finitimam esse et affinem. Unde, an veniam mereantur Veteres, an propter sagacitatem admirationem, quod hos morbos uno Polygalactiae nomine complexi sint, haud tam facile dixero.

Interim quum distincta Tabis nutricum forma sit, eaque non semper ex aliqua Polygalactia explicari possit, nec non singularem curationem requirat, pro singulari proprioque morbo utique hodie haberi debet.

Oritur autem hic morbus in feminis lactantibus, quae lactationem longius, ac par est, protraxerunt, vel in nutrice, quae plures simul infantes uberibus alit, vel ea, quae idoneis satis et sufficientibus alimentis caret, vel in femina nimis tenera et sensili, ad lactationem natura inepta, vel quae adeo in Phthisin pulmonalem prona, lactationis officio sese tamen non subducit.

Symptomata.

Talis nutrix ocyus, serius, prouti a lactatione exhauriri incipit, singularem et prorsus insolitam lassitudinem experitur, motu vel mediocri in scalarum ascensu ad dyspnoeam et spiritus usque angustiam auctam; perit ciborum appetentia, facies pallescit, dolores dorsum occupant; pallida tamen facies mox genarum insolito rubore distinguitur. His signis et veluti praenunciis mox accedit vel notabilis aliqua pectoris sub sterno oppressio, vel dolores punctorii et fugitivi pectus occupant, instantemque fere jam pulmonalem Phthisin indicant. Nisi sedula et sollicita curatio, periculoso morbo illico terminum modumque ponit, dyspnoea augetur, tussicula molesta eaque sicca primo accedit, cum qua plerumque sanguis floridus, haud magna tamen copia, rejicitur. Jam ex pulsuum celeritate perpetua, ex sudoribus nocturnis copiosioribus, imo ex ipsa purulenti humoris e pulmone rejectione, Phthisin adesse deprehendes confirmatam non solum, verum etiam ad extremum stadium celeri pede properantem.

Divisio.

Distinguunt nonnulli materiam, quae excernitur e papilla et in mamma secernitur, etenim interdum verum lac prodit, interdum lacteus potius humor, vere tamen chylosus. Unde *Frankii* distinctio inter Galactorrhoeam completam, in qua lac verum et veluti meracum profunditur, et incompletam, in qua lactiformis humor tantum, aut lac, non nimia tamen copia, excernitur, quando lactationem, etsi modicam, tabes tamen sequitur. Haec distinctio mihi subtilitatem quidem ementiri videtur, parum tamen commodi in curando morbo promittere medico. Hic potius scire debet:

1) esse feminas, in quibus non solum praemagna in copia lac in mammis secernitur et perpetuo ad mammas congeritur, sed in quibus, post ablactionem etiam, secretio lactis plures post hebdomades, imo menses copiosior pergit. Haec affectio vere ad profluvia morbosa pertinet, nomenque Galactorrhoea vere meretur. Vidi, quae, me convenientes consilii caussa, nudata mamma, conclave lacte inquinarent. Hae quidem non tam citato gradu ad tabem properant. Sunt natura sua polygalactoi. Hinc Galactorrhoeae

nomen non sat accurate illi Tabis lactantium substituitur, etsi non negaverim, hanc Polygalaxiam demum ad tabem ducere posse.

2) Sunt autem inter has feminae in ipsa hac Polygalactia debiles, quae plerumque repetita nimis lactatione veram et perpetuam materiae chylosae ad mammas congestionem sibi pepererunt. In his fere acuta *Frankii* conjectura locum habere videtur, simile in iis adesse deficientis assimilationis chyli vitium, ex quo Diabetes verus declaratur: locus excretionis tantum diversus est.

3) Sunt autem feminae, quae et modicam lactationem sine insigni virium detrimento minime ferunt. In his plenitudo lactis, nec Galactirrhoea certe non adest. Solent vero a morbis praegressis aut in ipso partu et puerperio majorem debilitatem contraxisse, ex qua impotentia lactandi facile intelligitur. Sunt vero in his haud raro nonnullae, in quibus ne minimam quidem praegressam debilitatis caussam percipimus, in quibus igitur adesse debet inexplicabilis corporis habitus, quo fit, ut lactationem prorsus non ferant. Cujus rei veritas inprimis illustratur exemplo feminarum, quae,

etsi non lactent, gavisaeque fuerant partu et puerperio manifeste saltem non morboso, vires tamen non recipiunt post puerperium, verum emaciantur et ad Hecticam perveniunt: in his certe alimentorum assimilatio locum non habet. Simile vitium est, ut in Atrophia, in qua glandulae lymphaticae mesenterii maxime officio suo non praesunt. Hanc tabem post puerperium accurate descripsit *Chambon de Montaux* (*Malad. des femmes* T. II.). Habemus igitur:

1) Tabem nutricum polygalactiae effectum, sed satis raram, cum Galactorrhoea.

2) Tabem nutricum ex debilitate propter nimiam lactationem. Inprimis, *a*) si aliqua ad Phthisin pulmonalem naturalis adest dispositio, vel *b*) e nervosi aliqua totius corporis debilitate et sensilitate.

3) Tabem a puerperio, sine lactatione, vel cum minima, quae ab Atrophia propior est.

Quae distinctio ita utique intelligenda est, ut morbum ex diversa feminarum constitutione recte dijudicemus appositeque eidem medeamur. Haec distinctio, si ab initio curationis animo medici praesens est, tum in prognosi certior, tum in curatione hic erit felicior.

Prognosis.

Ceterum, quae ad signa et prognosin in hoc morbo pertinent, ex iis quae hactenus disputavi, generatim satis elucere puto. Omnes morbi species, etsi natura et origine diversae, ad Phthisin pulmonalem tandem progrediuntur, et si ad hanc pervenerunt, nulli curationi locum faciunt. Hic autem infelix exitus in iis maxime metuendus est, quarum natura pulmones sunt debiles, atque ad Phthisin pulmonalem aliquid alunt seminii. Tabes nutricum a Polygalactia, sive eam Galactorrhoea comitatur major, sive adeo magnum non sit in ea lactis profluvium, ceteris tractabilior est, et sedula curatione vincitur. Quo autem in hoc morbo generatim junior fuerit femina, inprimis si corporis sui perfectionem et veluti complementum nondum absolverit, eo majus hujus feminae, vel nutricis ex lactatione vires excedente, periculum est; sive femina, perquam juvenis teneraque, post aliquot partus sese illico excipientes novam prolem continuo lactaverit, sive nutrix tenera et aetate junior plures infantes aut simul, aut successive lacte suo aluerit. Secundum has rationes medicus, super lactatione futura a matre gravida, vel super ablactationis tempore a lactante femina interrogatus, utique respondere debet. Nemo prudentiorum medicorum feminae natura sua debili vel adeo seminii ad Phthisin pulmonalem suspectae lactationem suaserit, nisi forte ad paucas hebdomades, si Polygalactia hanc breviorem lactationem suaserit, ne pulmones cladem accipiant. Sed sciendum est, non in omnibus feminis, quae primo uterum ferunt, futuros lactationis effectus satis accurate praevideri posse. Sunt interdum feminae tenerae et macrae, sine omni nota tamen seminii alicujus naturalis ad Phthisin pulmonalem, quae lactationem etiam longiorem non solum ferant, verum adeo inter lactionem pinguescant et veluti novas vires ex lactatione hauriant. Hae itaque, etsi natura sua ad lactationem non satis firmae videantur, a lactatione tamen non omnino interdicendae sunt; sed quum dubius eventus sit, hic, dum per aliquot hebdomades lactarunt, explorandus est, neque ignorandum est, honestam feminam prolis suae amantissimam, dum lactatione matris officio facit satis, vel ex hoc officio suo expleto insignem voluptatem capere, quae non possit non admodum benignum influxum in propriam valetudinem exserere.

Curatio.

Venio ad curationem, quam ut vobis tradam minime obiter sed accuratam, primo de curatione generali dicam, deinde subjuncturus, quae ad diversarum specierum curationem pertinere arbitror.

Cura generalis.

Curatio generalis Tabis hujus lactantium jubet: *a*) puerum paulatim ablactari; *b*) deinde, nec nimis festinanter, mammas adversus congestiones lactis firmare; *c*) nutritionem et vires corporis pedetentim et prudenter instaurare.

a) Puer paulatim ablactari debet, ne mammae lacte nimis onerentur; hoc enim, ablactato illico puero, in Polygalactia tamen profluet, vel si hoc non fit, facile tamen coagula veluti et obstructiones in mammis excitabit, e quibus inflammationes, indurationes molestaeque et longae suppurationes facile subnascuntur.

2) Praeter remedia derivantia, alvum moventia, inter quae Magnesiam sulphuricam cum carbonica maxime laudaverim, dosi congrua, ut κατ' ἐπίκρασιν agat, praesertim et pediluvia, externis remediis inprimis locus est, quae tamen antequam in usum vocantur, imminutum jam paulo lactis profluvium esse debet, imminutaque nimia mammae sensilitas, nimiusque a lacte turgor. Tunc mammae ferent satis frequentes lotiones, ex valde diluto vini spiritu, ferent emplastrum aliquod saturninum, quale Veterum illud de Minio est, cui pauxillum Camphorae recte additur: praeterea mammae fascia molli leniter adstringendae sunt.

3) Quum hae feminae debilitate vera laborent, eaque, ut Brownius quondam vocavit, directa (potius recta), ex jactura nobilis humoris animalis nata, et alimenta nutrientia euchylaque, et medicamina roborantia ab initio dari debent satis diluta. Initio igitur conveniunt juscula carnis non nimis meraca, vitelli ovorum jusculo vel aqua diluti; saepe ab initio victus ex lacte confert, juscula ex radice Saleb et Sago ex lacte: ostreae aliquot loco mensae secundariae. Paulatim transeundum ad victum

pleniorem ex jusculis carnis meracioribus, ex carne assa.

Quoad medicamenta lignum Quassiae et cort. Peruvianus dari debent ex aqua frigida infusa, deinde in decoctione paulatim meraciori. Denique in subsidium vocantur remedia ex ferro: Tinctura ferri pomata et Spiritus sulphurico-aether. martiatus ab initio tentari merentur: sed parvas Ferri sulphurici doses semper efficacissimas reperi, et pilulas ex cort. Peruviano, pauca Myrrha et Ferro sulphurico, quae multorum medicorum laudes sibi pepererunt, et ego ex meo usu medico commendaverim.

Cura specialis.

Subjungam jam specialiores nonnullas observationes, quae ad curationem singularum hujus Tabis specierum faciunt.

I. Quam primo loco posui, nutricum Tabes ex Polygalactia, partim a victu provenit nimis lauto et nutriente cum vita otiosa, alvo tarda somnoque multo; partim, et quidem ex mea sententia fere praecipue, ex apparatu secretorio nimis actuoso, in quo fere excedit vitalis energia, ita, ut congestionem activam fere perpetuo sustineat, lactis materiem avide attrahat atque ex ea lac secernat. Accedit, quae in hac lactis abundantia necessaria utique est, frequentior suctio, qua ad novam secretionem mammarum actuositas incitatur.

In his feminis polygalactis copia lactei humoris minuenda victu parciori, tenuiori et sicciori, porro humores a mamma derivandi, tum enematibus, tum medicina alvum movente. Equidem in robustioribus feminis Magnesia sulphurica fere usus sum, in delicatioribus Tartaro natronato. Laudant alii maxime Kali sulphuricum, quod, Arcani duplicati nomine, pro remedio habent in omnibus morbis, quos a lacte repetunt, vere specifico. Nec ego omnino rejecerim, si minoribus repetitisque praebiis alvi laxae servandae caussa datur; etenim hoc usu urinam etiam pellit. Denique nec pediluvia tepida, vespere adhibita, utilitate carere vidi, si per noctem sudorem placide movent. Sed alterum curationis negotium, quod in coërcenda nimia mammarum actuositate versatur, longe difficilius peragitur, longiorique demum tempore perficitur: apta quidem et non nimis comprimente fascia, lotione ex aceto et spiritu vini, aqua satis dilutis, spleniisque ex ea expressis mammae applicatis. Imminuto jam satis mammarum turgore, Camphoram utile reperi, additam sacculis ex floribus Sambuci, herba Melissae, Menthae crispae similibusque mitioris indolis stirpibus, vel etiam, cute non adeo sensili, Emplastrum saturninum, quale Veterum illud est de Minio, addito Camphorae tantillo.

II. Si morbus ex contraria lactantium constitutione, debilitate nempe, propullulat atque, hac nervorum systema praecipue affici, satis elucet, cautus et providus balneorum tepidorum usus prodest; cui addenda mitiora nervina et antispasmodica, ex Valeriana, fol. Aurantii et Aethere acetico: princeps tamen recto tempore modoque parvis dosibus Opium. Subjungendus aquae Spadanae, aut Aetheris martiati usus. Si autem his in debilibus feminis, propter corporis constitutionem et diathesin, pulmonibus maxime metuatur, serum lactis dulce rite paratum, ipsiusque lactis asinini vel caprini cautus usus cum aqua Selterana, demum Spadana, et Lichen Islandicus in usum vocanda sunt. Porro parcus quidem sit Opii ad compescendam tussiculam, vel si satis potens est, Hyoscyami usus, atque Linimento ammoniato et spiritu aethereo locus dolens, vel in thorace vel sub sterno diligenter curandus. Hac curatione satis opportune instituta Phthisis pulmonalis cavetur, qua semel oborta fere inutilis omnis curatio, quae iisdem remediis quidem tentanda est.

III. Si debilitas maxime inest in visceribus et instrumentis assimilationis, morbique ideo natura ab Atrophia propior est, remedia amara, Rheum minimis dosibus, Quassia, Myrrha, demum mitia ex Ferro remedia, partes curationis optime explebunt. Si in debilibus feminis haec Tabes cum Galactorrhoea est, summa difficultas in adornando victu est, quoniam hic virium sustinendarum caussa eupeptus, euchylus et non adeo parcus esse debet, quo tamen Galactorrhoea fere augetur, saltim non satis cohibetur. Tunc siccior victus jubendus ex carne assa, maxime venatione, ex gelatinis vegetabilibus ex Sago et Saleb, animalibus ex carne vitulina, cornu cervi et Ichthyocolla. Denique medicamenti loco gelatina ex Lichene Islandico, cort. Peruvianus, radix Ratanhiae, aut remedium antiquatum, Fungus melitensis, diligenter in usum vocandae sunt.

Tabes dorsalis sive, ut nonnulli scribunt, dorsualis.

Praemittuntur nonnulla de Tabe ex medulla spinali generatim; disputatio, quae non omnino ut parergon nobis videtur.

Hanc Tabem, ab *Hippocratico* vetustissimoque scriptore Tabis dorsalis nomine insignitam, ad Phthisin nervosam retuli, et merito quidem, quum maxime fiat a liquoris nobilissimi, seminis quidem, jactura Venerisque quocunque majore abusu. Quum vero medulla spinalis locus inprimis affectus sit hac in tabe, merito quaeri potest, quaenam demum sit illa medullae spinalis affectio? utrum medullae Tabes, sive quam Veteres exsiccationem vocarunt? (*Hippocrates* de internis affect. art. XIV.) quae quidem sententia ab Hippocraticis temporibus usque ad recentiora tempora apud medicos viguit; an corruptio potius aliqua medullae plus minus purulenta sive ichorosa, ab inflammatione circa medullam orta? inprimis quum contabescentia alicujus partis citra inflammationem multis fieri non posse videatur. Contabescere tamen videmus partes paralyticas sine ulla praevia inflammatione, et singulas partes interdum Aridura afficit, ut videmus in Marasmo senili, in Atrophia oculi, sine ullo praegressae inflammationis vestigio. Fit tamen interdum, aut hodie frequentius, aut quod morbus olim fuit praetervisus, ut ex praegressa inflammatione, aut medullae spinalis, aut circa eam (priorem hodie Myelitidem sat apte vocant), aliqua pars medullae spinalis corruptionem ineat; quod inprimis fit vel laesione, potius commotione mechanica columnae spinalis in aliqua parte, vel etiam singulari viru aut materia morbifica, maxime scrophulosa, spinam detorquente et medullae partem comprimente et vitiante, ut in paralysi pedum videmus, quae *Pottii* nomen fert. Sed his in exemplis paralytica affectio eas partes prehendit, in quas a laesa medullae parte nervi demandantur, partes extremas, vel superiores, vel inferiores. Sed est quoque hujus Tabis genus valde occultum, tum quoad caussas, tum quoad partes affectas, dum intium valde obscurum habet, neque caussae nocentes satis patent, quia major in Venere excessus non semper commissus esse videtur, in quo omnes omnino partes sub capite positae pedetentim semiparalyticae fiunt, et artus tum superiores tum inferiores ipsaque organa sensoria, maxime visus, paulatim majorem in modum imminuuntur. Ex quibus omnibus hoc fere elucere videtur, duplex esse hujus Tabis medullae spinalis genus, alterum maxime ex laesione mechanica, distorsione spinae, tumoribus circa hanc, dyscrasiis morbosis, ubi Myelitis quaedam adsit: Nonne forte hoc genus inflammatorium sed lentum, indicavit *Hippocraticus* scriptor (de intern. affect. art. XIII.), dum inquit: *medulla ipsius (aegroti) spinalis sanguine plena fit?* tota morbi historia digna, quae legatur. Alterum autem valde distinctum, in quo hic medullae morbus maxime a debilitantibus caussis, ad quas etiam intensum gelu referri posse videtur, quod plurimos Gallos ex Russia redeuntes Tabe cum diarrhoea perpetua colliquativa necavit. Prius genus a Phthisi purulenta saltem saepius propior esse videtur, ut in Carie vertebrarum, alterum autem ad Phthisin, seu Tabem nervosam pertinet, etsi in hoc quoque demum, praeter medullae contabescentiam, ichorosam sive purulentam corruptionem interdum accedere, nonnulla extispicia demonstrare videantur.

Qui totum hoc morbi genus accuratius cognoscere cupiunt, in horum gratiam praestantissimos de morbis medullae spinalis scriptores laudabo:

P. Frank epitome L. II.

Ejusd. oratio academica de vertebralis columnae in morbis dignitate, in ejusd. delectu opusc. T. XI.

Vogels Handbuch der pract. Arzneikunst B. IV.

Haeffner dissert. de medull. spinal. inflammat. Marpurgi 1799.

Paletta anatomisch-pathologische Beobachtungen über die Krümmungen des Rückgraths, begleitet von Lähmungen.

Sömmerring über Verrenkungen und Bruch des Rückgraths. 1793.

Brera über die Entzündung des Rückenmarks (della Rachialgite) in Harles Jahrbüchern B. II. Hft. 2. Species, quas auctor pro varia loci affecti ratione constituit, sunt vertebralis, dorsalis, lumbalis.

Exempla, quae ejusmodi inflammationem testantur, apud vetustissimos scriptores, imo Hippocraticum ipsum leguntur: Cf. de Angina, morb. epidem. L. II 66. Ad hanc Anginam aphor. S. IV. 34. 35.

Latour über die Lähmungen der untern Gliedmaafsen, in *Harles* Journal der ausländischen medic. Literatur. Bd. VII. Bd. VIII.

Joh. Abercrombie über die Krankheiten des Gehirns und Rückenmarks, aus dem Englischen von *de Blois*, mit einer Vorrede über Geschwülste des Gehirns von *Nasse*. Bonn 1821.

Thomas Copeland Bemerkungen über die Zufälle und die Rehandlung der Krankheiten des Rückgraths. Aus dem Engl. Leipzig 1819.

Scriptores de Tabe dorsali.

Inter scriptores therapiae generalis eminet:

Burserius a Kanilfeld Institut. med. pract. Vol. IV. Cf. quoque

Starck Handb. Th. II.

P. Frank epitome L. V. de Gonorrhoea.

Inter monographos, ut vocant, primus *Hippocraticus* scriptor de morb. L. II. artic. 49. et alius de intern. affect. artic. 14.

Cf. Cael. Aurelianus chronic. morbor. L. V. c. 7. de somno venereo, quem Graeci *ὀνειρόγονον* appellant. Dolendum, cap. de seminis lapsu vel Gonorrhoea apud *Caelium* periisse.

Brendel diss. de tabe dorsali in opusc.

Tissot sur l'onanisme.

Wichmann de pollutione diurna, frequente, sed rarius observata tabescentiae caussa. Gotting. 1782.

Vogel Unterricht, wie das Laster der Selbstbefleckung zu verhüten. Stendal 1798.

Vt dissert. academ. et numerum scriptorum de Onania praeteream.

Morbi decursus et symptomata.

Phthisis nervosae speciem, quae fit a Veneris abusu, primus sat dilucide nomine Tabis dorsalis, vel occultae sive inconspicuae*), descripsit auctor librorum de morbis, inter *Hippocratis* monumenta, qui leguntur L. II. l. c. *Dorsalis tabes* inquit, *a medulla fit. Corripit autem maxime recenter sponsos et veneri deditos. Sunt autem sine febre et cibos bene appetunt, et consumuntur. Et si interrogas ita affectum, dicit, superne de capite in spinam veluti formicas descendere sibi videri, et ubi mingit et ventrem exonerat, prodit ipsi genitale semen multum et liquidum et genitura in utero non manet et in somnis semen profundit, sive dormiat, sive non cum uxore. Et quum iter fecerit, sive cucurrerit, tum alias, tum ad altiorem locum, anhelatio et debilitas ipsum corripit et capitis gravitas, et aures sonant.* Auctor libri de internis affectionibus observavit, dolores acutos capitis, crurum lumborumque cum morbo conjunctos esse. Atque certe, ut in morbi decursu plurima alia sympto-

*) *Grimm* IV. p. 120. de loc. in homine artic. XVIII. Quum vero in medullam (spinalem) fluxio contigerit, tabes coeca vel occulta (φθίσις ἄλλη) oboritur. Nisi forte alia, loquitur enim de Phthisi antea.

mata accedunt, ita cum capitis gravi dolore vere nervoso, doloribusque crurum lumborumque rheumatismum mentientibus, saepe incipit. Sed mox genua prae debilitate titubant, membra tremunt, a motu anhelitus. Simul ventriculus inflatur, apparetque ille in spina dorsi formicationis sensus. Interim nulla febris, egregius ciborum appetitus. Nihilominus corpus in dies extenuatur, ut demum processus spinosi maxime in lumbaribus vertebris promineant. Interea, et mox fere ab initio morbi, dolores abdominis, veluti colici, in lumbos desinentes, cum alvo tarda et obstructa, ut fere pro rheumatica vel arthritica Colica haberi possint, nisi dolores essent mitiores, transitorii tantum, et febris expertes. Sed illa alvi tarditas non solum augetur, acceditque aliqua urinae difficultas, verum etiam liquor aliquis, aut vere seminalis, aut prostaticus, aut mucosus tenuisque ichor in alvo et urina reddenda simul rejicitur. Accedunt pollutiones nocturnae, imo in graviori morbo etiam diurnae. Partes genitales robore suo destituuntur, nec coitum absolvere possunt. Sunt, quibus ichorosus humor, sive putrilago valde copiosa profunditur, quod tamen perpetuum non est. Itaque morbus ad Gonorrhoeam quidem revocari possit, minus tamen commode, quum haec seminalis materiae rejectio, si quidem vere seminalis dici possit, non in omnibus adeo notabilis sit. Miror itaque, *Burserium* doctissimum virum ex hac *Willisii* observatione novam morbi speciem finxisse: nondum satis exploratum est, veram genituram tam copiose excerni, ut utique fit in pollutionibus. Humor, qui in exoneranda alvo atque sub urinae missione veluti exprimitur, fere e prostata provocari videtur, et si quando partes genitales putrilaginem aliquam continuo plorant, hoc profluvium fere ad blennorrhoeam urethrae pertinere videtur; effectu quidem perpetuae irritationis, quae in ano etiam satis magnos haemorrhoidales tumores provocat, in nonnullis mictum cruentum efficit. Coles in morbo consummato mirifice tenuatur et fere evanescit. Maxime in mulieres cadit hoc copiosissimum muci purulenti vel puriformis profluvium, non solum specie Leucorrhoeae pessimae continuaeque, verum etiam cum satis notabili ejaculatione, tum in Venere nimia, tum tribadum lusu, nec non interdum, ut apud viros, pollutione diurna, quam salacitatis affectus provocat. In feminis autem verus seminalis liquor non rejicitur, etsi feminae salaces in coitu ichorem aliquem ex ipso utero rejiciant, ut viri in ejaculatione seminis. Nec experientiae respondet, quod multi putant, feminas a Tabe dorsali prorsus immunes esse. Dici tantum potest, suetam et paralysi pedum expletam Tabis hujus formam in iis haud facile observari. Attamen a Veneris abusu non solum contabescunt, sed etiam morbus nervorum systema praecipue occupat; dum aliae ex nimia Venere ad Amblyopiam, imo ad Amaurosin perveniunt, aliae saevis convulsionibus ab epilepticis parum distinctis vexantur, aliae in Hysterismum libidinosum atque Nymphomaniam incidunt. In potiori sexu a seminis jactura tabes provenire videtur, in feminis, quae adeo nobilis humoris jacturam non faciunt, morbus intra lacessiti systematis nervorum, et mirifice agitatae phantasiae, sive cerebri fines se continet. Sed non desunt in viris similia symptomata in morbi progressu. Insignem in modum debilitatur visus et memoria. Animi deliquia iis saepe praesto sunt. Nonnulli in tetram Hypochondriasin melancholicam incidunt, imo in veram Maniam. Nec a convulsionibus nonnulli omnino immunes sunt. Hi quidem in veram nervosam Febrin incidere solent. Atque adnotatione dignum est, *Hippocraticum* scriptorem jam commemorasse, occidi Febre lipyria. Plurimi praegressa tussi pituitosa et leviori Haemoptysi, ad veram pulmonalem Phthisin perveniunt, exque ea cum solemnibus ejus symptomatibus, Oedemate pedum, Diarrhoea colliquativa, sudoribus ejusdem generis, urinis crassis foetidisque, capillorumque defluvio moriuntur. Hos fere, quod et in aliis vidi, ad Phthisin pulmonalem properantibus, vel ante morbum consummatum, multa in cute ulcuscula deturpant, et antiqui scriptoris de internis affect. observationem, ulcera in his aegrotis non facile ad cicatricem perduci, mea experientia confirmare possum.

Tradidi Vobis hujus morbi historiam, ut frequentissime observatur, ut morbum haud raro vidi ipse; et in eo potissimum versatus sum, ut, quantum fieri possit, pathognomica morbi symptomata Vobis suppeditarem. Sed vel ex mea de hoc morbo enarratione facile colligitis, non semper ad hanc perpetuam formam morbum adstringi. Morbi, qui in systemate nervoso, in phantasia, sive cerebro, nec non in systemate reproductionis scenam suam ludit, secundum diversam aegrotorum constitutionem, diversamque ad morbos hujus vel illius systematis diathesin, non una et eadem potest esse forma. In feminis systema sensibilitatis, quatenus sensationes moderatur, minus, quatenus motibus voluntariis praeest, afficitur, sed partes etiam genitales a morbo exercentur. Etenim praeter Leucorrhoeam foedissimam et uteri Haemorrhagiis implicantur, et descensum aliquem uteri experiuntur, nec non haud adeo raro tumores uteri duros, scirrhosos, imo et carcinomatosos contrahunt. Nec viri contra a gravibus pathematibus nervosis immunes sunt, quorum praecipua jam commemoravi. Partes etiam genitales praeterea, quod, ut jam commemoravi, mirifice debilitantur et extenuantur, insuper vexantur difficultate in lotio, dolente Dysuria, Stranguria, Priapismo dolentissimo, doloribus testiculorum et inprimis funiculi spermatici.

Caussae.

Quod ad potentiam nocentem sive occasionalem morbi caussam attinet, ex nimia

se-

seminis jactura ab *Hippocraticis* temporibus morbum declararunt. Objecit quidem olim *Cullenus*, tantam hujus liquoris in coitu et Venere jacturam non esse, ut ex ea corpus tabescat, atque feminae verum semen non profundunt, nec tamen a morbo immunes sunt. Porro observatio docet, hanc hujus morbi caussam non semper satis luculenter demonstrari posse, morbumque interdum nasci sine adeo magno Veneris abusu. Porro, etsi certe satis multi in Venere nimii sint, morbus tamen ad frequentissimos non pertinet. Longius etiam morbus explicatur et paulatim fere subnascitur, quod vix cogitari possit, si ex sola seminis jactura proveniat. Enimvero meminisse oportet, quam pretiosus ille liquor seminalis sit, quam valde ad corporis virilis robur necessarius: difficile quoque esse, accurate satis aegrotos explorare, quid et quantopere in re venerea deliquerint. Interim concedendum utique est, vehementissimas cerebri, phantasiae totiusque generis nervosi agitationes, quae fiunt in Venere, ad infirmandum corpus maxime conferre, nec immerito Veteres nonnullos coitum ad epilepticos motus retulisse. Unde quoque, quod ad prognosin jam spectat, declaratur, quod experientia docet, eos qui masturbatione corpus polluunt, tum viros tum feminas, pessime semper hoc morbo affici; quippe quorum phantasia, venereo stimulo semper agitata et inflammata Veneris igniculis, non possit non totum corpus vehementer exhaurire. Est certe hac in re frequentissima Tabis juvencularum feminarum caussa eaque admodum occulta saepe, dum in teneris puellis Chlorosin haud raro adducere, atque in aliis praematuris nimiisque uteri profluviis, tum mucosis tum sanguinolentis, occasionem praebere videtur; ne de spasmodicis morbis dicam in ea aetate inter puellas adeo frequentibus, qui ex ea caussa certe saepius propullulant. Porro in viris pejor morbus utique nascitur, qui, ut venereo appetitui satis faciant, vino, victu excitante, aromatibus et aphrodisiacis remediis Venereque nova vires provocant. Accedere denique interdum aliam morbosam vitiositatem videtur, quae ad onaniam pueros puellasque tenellas invitat, itaque morbum provocat et auget, serpiginosa praesertim, si circa genitales partes ardores pustulasque proritat. Denique in iis, qui adultiori jam aetate et corpore jam perfecto reproductionis viribus non satis pollent, morbus etiam erumpit et sat gravis fit; quam ob caussam adolescentibus puellisque, corpore nondum satis perfecto et firmato, adeo periculosus esse solet.

Prognosis.

Itaque prognosis in curando hoc morbo tantum non semper funesta est. Sanatur nunquam, nisi primis morbi initiis occurritur; et haec tantum sat certo cognosci possunt ab aegrotis ingenuae veritatis sat amantibus. Si vero in his etiam sanationis aliqua spes est, satis forti animo esse debent, ut, venereis stimulis semper urgentibus, ad Veneris lusus tamen se nunquam abduci patiantur. Si autem hi aegroti jam eo pervenerint, ut viscerum digestivorum summus adsit languor, nec alimenta ferant sine nova semper seminis jactura, fere omnis curationis spes abjicienda est, quae in iis prorsus nulla est, qui jam ad Febrem nervosam lentam, aut adeo ad pulmonalem Phthisin pervenerunt.

Curatio.

Curationem hujus Tabis longe difficillimam esse dixi, et in progresso valde morbo frustraneam. Difficultas est maxime in victu, nec non in aegroti animo. In victu, quoniam plenionem vix ferunt aegroti sine nova seminis profusione; adest enim perpetua humorum congestio partes versus naturales. Quoad animum autem, aegroti phantasiam voluptatis venereae imagines eaeque vividissimae tantopere occupant, ut iis saltem per longius tempus animus resitere nequeat. Nihilominus tamen:

I. Primae curationis partes positae sunt in recto mentis regimine atque in satis exquisito victu.

II. Deinde medicamenta roborantia recte in usum vocanda sunt, non omissis:

III. Iis remediis, quae experientia ad coërcendam libidinem maxime idonea esse docuit.

I. Explorandum est aegrotorum ingenium. Sunt inter hos adeo perditi, ut a venereis cogitationibus et operibus se per longius tempus avocari non sinant. Hi de ingente periculo serio monendi sunt; jubendi porro, ut otium fugiant, omnemque cogitationum venerearum occasionem, ex lectione, picturis, consuetudine pravorum hominum voluptati venereae deditorum oriundam, omnino praecidant. Sub primis morbi initiis matrimonium suadendum, iis nempe, qui hactenus Venere vaga delectabantur; neque plenaria Veneris abstinentia illis illico prodest, qui primam morbi originem sentiunt, alias enim pollutiones vel frequentiores experientur instinctusque voluptatis acrius sentient. Sunt autem alii, qui morbo suo ita terrentur, ut de salute sua prorsus desperent, et in tetram Hypochondriasin atque Melancholiam sese praecipitent; fere esse solent ii, qui masturbationis flagitium olim admiserunt, quo, etsi jam pridem se servaverint immunes, tamen semper sibi timent de pessimo eventu. Haud paucos fere ad desperationem actos novi imprudente lectione scriptorum de onania, praesertim *Tissotii*, cujus picturae nimis vivis coloribus prudentem terrent, libidinosum vix coërcebunt; neque facile dixerim, profuerint admodum illi scriptores ad libidinem coërcendam, an plus nocuerint vitio, contra quod pugnarent, publice exponendo: timidis saltem valde nocuisse horribili morbi pictura novi. Praeterea sciendum est, hypochondriacos juvenes, qui se hujus culpae, dum pueri essent, conscios, jam ad virilem aetatem progressos et de matrimonio ineundo sollicitos facile se pro impotentibus habere, et vano metu vehementer angi, qui ipse metus efficit, ut sub matrimonii initio coitum fecundum praestare nequeant. Hi vero a vera Tabe dorsali, quam sibi interdum timent, prorsus remoti sunt, atque ipsa illorum inpotentia animi imbecillitate et hypochondriaca hallucinatione continetur. Minus valent consilia medici apud puellas junioresque feminas onaniae deditas, quas hujus turpitudinis admonere honestas medico vetat; matres puellarum, vel quae harum educationem curant, monendae sunt, et hac in re summa prudentia medico opus est.

Ceterum omnibus his aegrotis suadenda rusticatio et quotidiana sed moderata exercitatio in aprico, maxime deambulatione; sed haec jam pertinent ad corporis regimen. In hoc victus idonei praecipuae partes sunt, sed quae propter caussas jam indicatas difficillime peraguntur. Interdicendi sunt aegroti ab omni victu nimis lauto, aromatico et flatulento, a potu fermentato, vino Campano, cupediis glaciatis, quae aroma v. c. Vanillam habent, aut Spiritu vini infectae sunt, nempe liquoribus illis Gallicis et Italicis (*Liqueur des Isles. Marasquin*). Vini rubri pauxillum aqua satis dilutum iis, quorum stomachus jam languet, tuto conceditur, potus autem multus, quoniam aegrotum ad frequentem mictionem sollicitat, nocet. Qui lac ferunt et facile digerunt, ex eo optime victum suum instruent. Recte *Hippocraticus* scriptor ad curationem morbi serum lactis, aut lac asininum commendavit, cui forte, valentibus satis ventriculi viribus, caprinum atque ovillum demum subjungendum. Debet autem medicus in toto victus genere accurate observare, si quod alimentum alias laudabile polyspermiam augeat, ut interdicat. Prosunt quoque saepe commendata ex Sago vel Salep juscula, juscula ex limacibus, gelatinae vegetabiles et animales. In ostreis ovorumque vitellis metus est, ne polyspermiam augeant. Victus vegetabilis facile intestinis flatulentiam infert, nocetque maxime Solanum tuberosum. Porro coena longe parcissima sit, ut sat mature somnum quaerere exque eo refectus mane surgere possit. Cubitum iturus vesicam exoneret, mane alvum, quae si durior est, pauco decocto emolliente eluatur. Culcitis incumbat aegrotus ex setis equinis, veste sat levi veletur evitetque decubitum in dorso, et mane, dummodo evigilaverit, surgat. Dixi de cura, quam aegrotus in alvi excretione habeat, ne nimis dura ad compressionis nixum, ex quo pollutionem metuat, invitetur: hanc ob rem non displicet *Starkii* consilium, suadentis, ut in altiorem sellam alvum exoneret, quo minus ventrem comprimere possit. Haec praecipua sunt circa mentis, corporisque regimen victumque monita.

II. Quod ad secundam indicationem attinet, remediorum roborantium usum, quum is non alius esse queat, atque propositus copiose a nobis fuit, quum de Tabis nervosae curatione diceremus, brevioribus nobis jam esse licet. Remedia roborantia in hac quoque Tabe mitissima dari debent, dilutiorique forma, ex Quassia potissimum et extractis amaris. Deinde ad cort. Peruvianum transeundum est eo modo, quem ad Phthisin nervosam generatim commendavimus. Denique ad Ferrum progrediendum est, quod in substantia ut ajunt datum, addito Cinnamomi tantillo, plurimum promittit, deinde Vini chalybeati vel tincturae forma dari poterit. Et Ferrum sulphuricum crystallisatum minoribus praebiis, pilulis ex cort. Peruviano, extr. Gentianae et Myrrha conflatis additum, valde proficuum se mihi praestitit. Ex aquis martialibus praeter mitissimam Spadanam, Pyrmontanus et Driburgensis maxime commendari meretur, usu tamen parciori et veluti diaetetico. A magna enim harum aquarum copia aegroti semper interdicendi sunt, ne, valde mota urina, congestione ad partes genitales noceant. His omnibus interponenda et addenda sunt balnea subtepida, paulatim subfrigida, maris aemula primo, dein martialia, atque ipsa ex mare balnea, si morbus ab initio propior est viresque sufficiunt, proficua sunt. Sed in magna debilitate hi aegroti balnea non ferunt: tunc praemitti debent quotidianae frigidae non nimis lotiones totius corporis aqua egelida. Enimvero in tota hac curatione roborante viscerum infimi ventris conditio sollicite exploranda est, non solum debilitatis et sensibilitatis respectu, verum etiam, num hypochondriaca aliqua labe affecta sint, quae longum, et praemittere et cum roborante medicina conjungere, jubet usum mitiorum resolventium, maxime extracti Taraxaci.

III. Superest indicatio, quae remedia proponit, quae venereum appetitum satis coërceant, quam ad rem et interna laudantur remedia et externa. Illa autem vix satis certa et efficacia habentur, et haec saepe inutilia, interdum adeo nocua sunt. Laudant Opium, Belladonnam et Hyoscyanum, quorum aliquod cum pulvere temperante sumat cubitum iturus. Opium certe nocet, est enim maximum aphrodisiacum; Belladonnae vires ad hanc rem experientia nondum satis docuit; Hyoscyamus tentari utique meretur. Equidem, si erethystica adhuc adest in aetate juvenili vasorum sanguiferorum conditio sanguinisque aliquis orgasmus, liquorem acidum Halleri utilissimum reperi, cum modica aquae copia jam interdiu datum: in debilioribus Camphora inprimis usus sum modicis dosibus vespere sumta, etiam in feminis. Quoad externa remedia, genitales partes fovendae Aceto saturnino Acetoque camphorato dilutis. In summa partium genitalium sensilitate omnia fere externa remedia omittere satius erit; atque in hac sensibilitate situm est, quod machinae compressoriae, fasciae et capistrum a *Salzmanno* et *Vogelio* propositae, vel nullam utilitatem praestant; neque fortasse infibulatio Veterum, neque ipsa castratio, quae in desperato nondum morbo utique rejicienda, in emaciato et viribus destituto aegroto prorsus omittenda, atque merito timeri potest, ne vel contra pollutiones satis prosit castratio, dum tamen supersit alter liquoris seminalis fons prostata, atque experientia satis docuerit, in castratis libidinem non semper exstingui.

Curatio quarundam morbi specierum.

Haec sufficiant de curatione Tabis dorsalis. De Phthisi medullae spinalis, vel ex ejus inflammatione sive Myelitide, vel ex inflammatione prope illam in ossea compage et cartilaginibus vertebrarum oriunda, hic dicere non attinet. Nemo hodie ignorare potest, in hac curanda ulceribus artificialibus primas partes deberi, in illa autem methodo antiphlogisticae, et cucurbitulis scarificatis hirudinibusque columnae vertebrali appositis, lotionibus et perfusionibus columnae spinalis aqua frigida, quietique aegroti.

Sed quae docuerim, verae Tabis dorsalis originem subinde satis obscuram esse, neque semper satis constare de magno in re venerea excessu, moneo, talibus in exemplis medicum accurate explorare debere totam aegroti constitutionem. Ipse morbum natum vidi *a*) ex nimia sensibilitate generis nervosi exhaustisque hujus fere viribus, ubi certe non sola libido morbum genuisset. Solet tunc fere totum corpus debilitate corripi, ut et superiores artus paralysi afficiuntur incompleta, et organa sensoria, maxime visus, debilitantur. Tunc admodum prudente et minime festinante curatione opus est, remediaque nervina et roborantia mitiora, nec non balnea martialia cum victu blando et nutriente in usum vocanda sunt, atque sic illa Tabes paulatim, instauratis denique viribus, tollitur. Vidi *b*) Paresin pedum aliquoties natam, nuperrimeque hic in aedibus clinices tale exemplum femina mediae aetatis praebuit, ubi plethora, quam olim dixerunt abdominalem, nunc venarum morbum (venositatem) dicunt, totum efficiebat morbum, qui salibus neutris refrigerantibus, Kali acetico, Líquore digestivo, largo Taraxaci usu, interpositis subinde remediis ex Sulphure admotisque interdum ano hirudinibus balneisque, primo ex Kali vel Natro carbonicis et Sale vesco, subjunctis deinde balneis martialibus, intra sat breve temporis spatium egregie persanatus fuit. Sic procul dubio hujus — an Tabis dixero, an Paralysis nescio — plures certe sunt species nondum satis accurate observatae descriptaeque, quorum therapia ex generalibus potius praeceptis haurienda, neque specificis remediis solis credenda et committenda res est; inter quae tamen Rhus radicans, sive Toxicodendron, in extracto vel tinctura provide minimis dosibus datum magna utique attentione dignum videtur. Cf. de hoc remedio *Friedr. Gotthilf. Voigtel vollständiges System der Arzneimittellehre, herausgegeben von Carl Gottl. Kühn. Leipz.* 1817. *B. II.* 2. *Abtheil. p.* 44., ubi omnia pericula cum hoc remedio hactenus facta leguntur, nec non quae ad literaturam hujus remedii pertinent, sedulo sunt adnotata.

Marasmus senilis.

Galenus de marasmo in Opp.

Fischer de senio ejusque gradibus et morbis. Erfurti 1754. prodiit vernacula 1777.

Dan. Wilh. Triller Progr. de Senilibus morbis vario modo a *Salomone* et *Hippocr.* descriptis. In Opusc. T. III.

Farr aphorismi de marasmo ex summis medicis collecti 1774.

Nomen et definitio.

Morbus dicitur a μαραίνω, marcesco. Ad Phthisis nervosae genus retuli, quoniam sine febre atque exulceratione est, atque animales functiones mox praecipue laeduntur, maxime motus musculorum voluntariorum; si quis autem ad Atrophiam potius retulerit, me quidem non contradicentem habebit.

Decursus et symptomata.

Desinit quidem omnino in hoc morbo totius corporis nutritio, sed non tam vitio instrumentorum assimilationis — certe ex hoc non solo — quam quod partes corporis inhabiles fiant ad succum nutricium in se recipiendum et secum intime conjungendum. Corpus, ut cum Veteribus loquar, exsuccum fit et exsiccatur. Itaque Marasmus senilis est ex labefactata propter senium totius corporis vi vitali. Hinc partes rigent, contrahitur et coarctatur tela cellulosa, vasa minora obliterantur et majora interdum ossescere incipiunt cum cartilaginibus. Philosophus naturalis hodie dixerit, esse meram contractionem, exstincta paulatim expansione; dixerit itaque, quod poëta, qui hiemem vitae senium dicit. Res est, nos fere penitus ignorare, tum quomodo vis vitalis in nobis generetur, tum quomodo exstinguatur naturae lege, et partes inhabiles fiant ad eam generandam et suscipiendam. Est igitur haec senilis Tabes organici contextus exstinctrix, naturalis mortis, quam natura homini destinavit et ad quam paucissimi perveniunt, caussa et nuncia. Unde sanguinis circuitus multo peragitur lentior, rarior, tardior, inaequalior. Observavi in sano vix XXX puls. intra LX horae partem. Musculi impotentes fiunt ad exsequenda voluntatis jussa, imo ad sustinendum corpus, articuli rigescunt, ossa valde fragilia fiunt (fragilitas vitrea veterum pathologorum), cutis flaccescit, ruges ubique contrahit, arida est et sicca maculasque hinc inde ostendit purpureas, nigrescentes, a stagnante in vasis cutaneis sanguine. Adeps omnisque paulatim humor fere consumitur. Obscurantur sensus externi, maxime auditus visusque. Debilitantur sensus interni, vacillat memoria, mens hallucinatur, imo non desunt exempla amentiae et fatuitatis senilis. Interdum gangraena sicca sponte unum alterumque pedis digitum occupat. Memorabile est, eadem instrumenta, quae olim maxime inserviebant nutritioni, vasa nempe lymphatica, nunc resorbtione principii animalis humidi proprium corpus consumere. Ceterum hoc, quod hactenus pinxi, corporis et animi naturale decrementum omnibus partibus commune, sed saepe, quod pro summo Dei beneficio reputandum, menti parcens, simplicem Marasmum senilem dicere licet; quo satis raro senes exstinguuntur, iique tantum, qui ad summum senium sanissimi pervenerunt, dum in plerisque Atrophia mesenterica, vel Phthisis pituitosa simul adsunt, ut raro sine omni morbo naturalem mortem obeat senex; quem fata interdum Gangraena spontanea quadam, senili ideo vocata, occupare dixi. Hic est ille Marasmus senio proprius atque ex senii natura declarandus.

Marasmus senilis spurius.

Sed idem illaetabile decrementum corporis interdum praemature hominem occupat, ut juvenes senes haud raro occurrant. Quod saepius quidem fit luxuria, ita tamen, ut satis raro valde sobrie vixerint, qui ad extremum perveniunt senectutem, interdum morbis, subinde etiam ex incognitis caussis. Morbos tales mox ex ventriculo, mox ex jecore, pessime ex corde praemature ex-

exsiccatis ex *Galeni* sententia oriundos, praematuram senectutem afferentibus, commemorat ipse *Galenus* in meth. medend. L. VII. c. 6. Quales morbos *Pergamenus* indicare voluerit, haud quidem facile dictu est. Interim in nonnullis, luxuriae et voracitati praecipue deditis, ventriculi vires in optima aetatis parte ita languescere, ut at Tabem perveniant, certum est; nec minus eandem instare jecore valde debilitatis. Cordis in fabrica sua vitia post longas miserias Hydropem et Tabem afferre satis notum est; sed *Galenus* intellexisse videtur proprium cordis marcorem, quem interdum extispicia docere videntur, quique Tabem inferat, etsi non senilem. Atque certe febres intermittentes in provectiori aetate minus legitima curatione exceptae, itemque naturale sanguinis profluvium in feminis, quando desinit, hanc labem toti corpori imprimunt; estque etiam scrophulosus morbus, maxime mesenterii, in seriori aetate iterum propullulans, qui praematurum senium adducit similemque praematuram decrepitudinem observasse mihi videor in feminis ab arthritica labe consumtis. Sic ex morbis praematuram senectutem subnasci posse, utcunque intelligitur; sed valde mirum est, quod ex incognitis penitus caussis subinde fiat: vidit *Swietenius* feminam XL annorum, cui sine ullo sensibili corporis vitio, sine ulla evacuatione sensibili nacta, intra biennium lento marasmo tam exsuccum redditum fuerat corpus, ut squalida cutis ossa tantum tegeret.

Curatio.

Qui ex morbis facile contrahitur praematurus Marasmus, v. c. ex Febribus intermittentibus, mensibus desinentibus, Arthritide in feminis, partim prudente medicatione caveri poterit, partim ad naturam morbi primarii et constitutionis aegrotorum tractari debet.

Marasmi veri et naturalis senilis sanationem nullam esse, quisque facile intelligit. Quum tamen hic natura sua lente progreditur, si incipiens exquisito victu et regimine excipitur, ulterior progressus saltem interdum retardari potest. Magna vis et hic est animi, si natura hilaris est sorteque sua contentus, jucundis suavibusque affectionibus patens, cum satis secura et laetabili vitae conditione. Vitae quidem non omnino desidi se credat incipiens senex, imprimis, si hactenus vitam duxerat laboriosam, aut valde negotiosam. Pergat vitae genus, ita tamen, ut vires ferant, nec sine animi sit oblectamento. Porro in aprico quotidie versetur, nisi tempestas valde ingrata et procellosa prohibuerit. Sunt enim fere inter ruris colonos, minime tamen egenos, plurima longaevitatis vegetae exempla. Mature somnum quaerat post coenam maturam eamque admodum parcam. Mane horulam in lecto moretur, ut ne insensibilem transpirationem supprimat, quem potius mitissime promoveat frictione totius corporis panno laneo rarioris texturae. Indusium laneum omni mane mutet; si perspiratio minus succedere videtur, aliquot vascula sorbillet ex infusione calida herbae sinicae, vel ex aliquot herbis aromaticis et nervinis mitioribus, qualis est Melissae vel Botryos mexicanae herba, cum cortice Sassafras. Ex similibus herbis, nec non ex furfuribus tritici et sapone subinde balneum tepidum sumat. Excretionis alvinae, quae in senectute tarda est, meliori certe sorte quam fluxa (*Hipp.* Aph. II. 53), rationem habeat, maxime tamen remediis diaeteticis, quae observatio propria senem docuerit. Sin alvi retardatae caussa medicina aliqua opus est, in viridi senectute, corpore stricto et sicco, animo adhuc vividiori, alvum moveat maxime emollientibus remediis, v. c. linctu ex oleo Amygdalarum, oleo Ricini, cum Cassia, Manna et semine Foeniculi, addito Saccharo. Si autem laxum et pituitosum senis corpus est, nonnullas pilulas cubitum iturus deglutiat ex Gummatibus ferulaceis addita pauca Aloë. Hanc diversam corporis senilis constitutionem etiam medicus respicere debet in victu senibus praescribendo, ut debilibus et macilentis irritabilioribusque suadeat victum ex lacte ovorumque vitellis, et succoladae quam vocant potu; iis contra, qui propter laxiorem corporis constitutionem in pituitam proni sunt, victum potius ex carne, praecipue ex venatione, maxime assa atque semper ita praeparata, ut longa masticatione non egeat et a ventriculo facile digeratur.

Addat prandio aliquot cyathos, pro consuetudine pauciores aut paulo plures, vini satis generosi, quod aetatem satis tulit: lac senum tale vinum recte dixeris. Falsa est multorum opinio, victum humidiorem prodesse senibus, scilicet, ut rigori senili praesidium afferatur; quod certe a victu humido temere speratur, qui potius nimis relaxando et debilitando morbos ex pituita adducit. Multo prudentius vetustus scriptor *Hippocraticus* libris de diaeta salubri, qui contrarium victum, nempe siccum, senibus commendat, ut *Prosp. Martianus* *) perite interpretatur, minime exsiccantem, sed forma, sive actu sive praeparatione, sicciorem. Tandem temperantiae perpetuam curam habeat senex, nec a consueto vitae genere temere recedat, omnis enim in vitae ratione mutatio senibus periculosissima est. Denique Veneris usus, plerumque multa arte provocatus, senibus longe pernitiosissimus est **), a quo summopere caveant sibi, qui Venerem benignam hactenus experti, languorem ex senio incipiente persentiunt, ut valde infidum consilium sit, quod forte ex *Davidis* aut *Hermippi* exemplis capiunt, quorum prior, ut frigiditatem senilem emolliret, puellas juxta cubare jussit, alter autem ultra centum annos vitam prorogasse fertur puellarum anhelitu ***); ne de eo dicam, quod juvenilia corpora facile tabefiant ex hac cum senibus consuetudine.

*) Magnus Hippocrates *Prosp. Martian.* notationibus explicatus. Romae. MDCXXVII.

**) Turpis senex miles, turpis senilis amor.

***) V. *Cohausenii* haud inelegantem libellum, cui titulus: *Hermippus redivivus.*

Sectio secunda.

De febre lenta et hectica speciatim.

Scriptores generatim, qui diversa Tabis genera pertractarunt et a nobis jam laudati fuerunt, de Febre quoque lenta et hectica praeceperunt. Speciatim tamen de hac febre consuli merentur:

Fournier über das schleichende oder auszehrende Fieber. 1782.

Brendel de Phthiseos Hecticaeque discrimine.

Trnka de Krzowitz historia Febris hectic. etc. 1783.

Sachtleben medic. Klinik der auszehr. Krankheiten. 1792.

Atque inter scriptores therapiae specialis:

Vogel Handb. I. Th.

Reil B. I. Cap. 28. von der Zusammensetzung der Fieber.

Sed instar omnium est:

Haase III. Th.

Burserii Instit. med. pract. Vol. I.

Propter brevem quidem sed admodum luculentam febris descriptionem laudari meretur:

Reimann Handb. der spec. Path. und Ther. B. II. p. 221. seqq.

Nomen et Divisio.

Totum genus hujus febris nominibus Febris lentae et Febris hecticae veteres distinxerunt medici. Vernacula satis distinguimus: *Schleichende, Zehrfieber.* Hecticam quoque dixerunt tabificam sive depascentem, nonnulli etiam colliquativam dixerunt; ut certum quidem sit, plurimos differentiam quidem lentam inter et hecticam Febrim statuisse, minus tamen inter medicos de hac differentia constat, ideoque perpetuus usus horum nominum nec inter veteres scriptores omnes doceri possit.

Plurimi Veterum Febrem hecticam incipientem, lentam dicebant, nondum symptomatibus propriis satis luculentam, idioque obscuram, nec cum adeo notabili virium dispendio conjunctam, quae tamen temporis progressu, nisi sanetur, in hecticam abeat. Ex mea quidem sententia febris qnaecunque longior, terminos ceterarum febrium egressa, incerti typi, lenta dicenda est. Si autem notae jam luculentiores fiunt, de quibus mox dicam, et aliquis typus exacerbationum observatur, et habitus corporis jam depravari luculenter incipit, vel hanc ob caussam hectica dicenda est; phthisica ratione caussae differt in pyogenesi collocandae, unde symptomata colliquativa fere magna. Sed distinctio subtilis inter hecticam et phthisicam. Concedendum etiam est, Febris lentae et hecticae fines generatim accurate constitui non posse, uti inter hecticam et phthisicam; quae ratio medicos movisse videtur, ut plurimi eorum huic differentiae nuntium mitterent; inprimis, quum affirmari omnino possit, Febrem lentam non esse, quam hecticam incipientem, quae prorsus explicita et confirmata omnibus Febris hectica audiat. Nihilominus tamen propter prognosin in lenta securiorem, in hectica ancipitem, hanc differentiam omnino expungere nolim, nec pro synonymis omnino habuerim has febres. Alii, ut ab his difficultatibus se expediant, in tria stadia Febrem hecticam partiuntur, quorum primum notas habet febris longioris durationis, formae indeterminatae, secundum notis febris luculentioribus, typo sat determinato, sudoribus profusis nocturnis distinguitur, tertium denique, mortis praenuntium, diarrhoea colliquativa omnibusque symptomatibus auctioribus distinguitur. Cum his facile sentio, quia inter lentam et hecticam Febrem hac partitione discrimen utique statuunt. Est enim primum stadium vera lenta Febris, quae si non sanatur in cetera stadia excurrit et vere hecticae Febris nomen meretur. Haud minus difficultatis distinctio habet inter Febrem hecticam et phthisicam, eam nempe quae κατ' ἐξοχὴν phthisica dicitur, quoniam conjuncta est cum corruptione purulenta alicujus visceris. Hos purulentos enim vera hectica Febris gravior, ut plurimum cum symptomatibus colliquativis, afficit. Itaque et inter Veteres et inter recentiores plurimi inter hecticam et phthisicam Febrem non distinguunt accurate: Febris hectica gravior et symptomatibus colliquativis auctior videtur. Interim et in his subinde hecticae Febris accessiones a Febre continua phthisica simul praesente distingui possunt. Utraque febris ex affectionibus communibus, corruptione nempe visceris aliqua, saepe nascitur, ut mirum non sit, fines non adeo accurate constitui posse.

Notae febris lentae.

Febris lentae, sive hecticae, si mavelitis, primum stadium, adeo levibus symptomatibus ab initio quidem denotatur, ut vix ab aegroto admodum percipiatur, imo interdum praetervideatur a medico. Appetitus ciborum plerumque satis viget, neque ceterae functiones turbantur; Veneris appetitus interdum urget. Aegrotus saepe orthostadius est; interim lassitudo aliqua insolita, cujus caussae non satis manifestae sunt, hominem occupat, in dies major, ut motus voluntarios sine anhelitu majorisque debilitatis sensu vix peragere possit. Jam pulsus frequentior fieri incipit calorque clandestinus accenditur, maxime post pastum et noctem versus. Calor maxime sentitur in volis manuum, in nonnullis in plantis pedum. Cutis sicca est aridaque, etiam per noctem. Somnum dormit inquietum, qui vires nullo modo reficit. Debilitas jam in facie hominis declaratur pallore, interdum levi aliquo tumore summo mane, coloreque lurido, quem proprie cachecticum dicunt. Sic morbus saepe in satis longum tempus sine notabili symptomatum incremento protrahitur.

Notae febris hecticae.

Hi sunt fines Febris lentae; quae si ultra progreditur, non solum omnia febris symptomata luculentiora fiunt, augeturque tum calor, tum pulsuum fere duriusculorum frequentia in celeritatem usque, verum etiam exacerbationes febris sat regulares et constantes deprehendi possunt, duae fere quotidie, prima meridiem versus, levior plerumque, altera auctior, versus vesperam in noctem excurrens. Praecedit frigus in extremis partibus sensibile, cum faciei pallore. Caloris tempore melius aegrotus sibi habere videtur. Auctior nocturna accessio fere ad mediam noctem et ultra persistit somnumque quietum prohibet, donec in profusos totius corporis sudores finitur, maxime circa caput, collum et thoracem; quibus profusis sudoribus ingentem in modum debilitatur aegrotus. Typus febris saepissime tritaeophyae. Urina saepenumero fere naturalis, generatim pauca, rubella, satis pellucida, haud raro tamen turbida, vel cum sedimento roseo, lateritio, interdum mucoso, alias iridis colore distincta, urinale pinguedine quadam notans. Plerumque inodora est; aliquando gratum aliquem odorem, qualis violarum est, spirasse fertur. Ceterum frigus tantum observatur, dum explicari et confirmari incipit haec febris, prorsus confirmata sine frigore, exacerbationes semper vehementiores pergunt, remissiones, in quibus tamen sat magna pulsuum frequentia persistit, semper minus, denique fere nullae percipiuntur. Sudores nocturni et matutini vehementer augentur. Jam totius corporis consumtio cito fit, ut non solum adeps omnis evanescat, verum etiam musculi fere deleantur, unde ossa prominent, cutis squalor augetur, quae tandem fere sola ossa tegere videtur. Ungues in digitis recurvantur saepe. Animus aegroti tamen inter haec omnia satis constans est, dubius quidem saepe, sed nunquam de salute desperans, de exoptato exitu facile persuadendus, imo multarum rerum futurarum praevisione et adornatione inprimis delectatur (*Projectmachen, Chateaux d'Espagne*), qua in re ingenium, quo saepe utuntur eximio, egregie probant. Verbo! jam ut phthisica Febris, una eademque symptomata colliquativa ostendit nunc hectica. Oedema pedis, cujus nonnulla tantum hactenus adessent vestigia, cito augetur: sudoribus additur colliquativa diarrhoea, aut sese haec colliquationis symptomata mutuo excipiunt. Qui diarrhoea maxime exercentur, aphthis afficiuntur. In plurimis somnolentia accedit, aliquam mentis hallucinationem et oblivionem ostendunt, et sic cum pulsibus interdum ante diem fatalem paulo minus frequentibus, mox frequentissimis, inaequalibus, verbo pessimis (pulsu hectico), inopinato pereunt, quod inprimis adulto vere et incipiente aut adulto etiam autumno fieri solet. In iis, qui a morbo liberantur, symptomatibus imminutis, febris paulatim sine omni evacuatione decrescit et vires redeunt. Sed plerumque insecura haec spes et, dum morbus, qui imminutus videbatur, ad pristinam saevitiem mox redit, ut incertae omnino durationis haec febris sit, saepe sat longas inducias det, facile tamen revertatur et sic in plures menses, imo annos interdum porrigatur, post breviora longioraque intervalla.

Caussae praedisponentes.

Seminium gentilitium et constitutionis corporis quidem ad Phthisin pulmonalem multo luculentius est, quam ad Febrim hecticam. Tamen et hic aliquid gentilitiae labis subinde in visceribus abdominis, praesertim et systemate glanduloso-lymphatico adesse videtur. Sic in multis adest nativa totius corporis debilitas, excedens sensibilitas et irritabilitas. Unde favet morbo adolescentia, verum etiam adulta aetas naturali decremento propior, mutationesque corporis, quae imprimis in feminis circa hanc aetatem locum habent. Denique morbi graves cum magnis evacuationibus, sive quas morbus fecit, sive ars male sedula, nec non cum magnis doloribus, longis vigiliis conjuncti; febres quaecunque diuturnae, longa Hypochondriasis, non uno certe nomine, et longus graviorque Hysterismus seminium praebent. Sed in longe plurimis exemplis innumerae potentiae nocentes seminium tandem producunt.

Hae potentiae nocentes longe plurimae sunt, aliae quidem, quae Febribus lentis, aliae, quae hecticis potius occasionem subministrant. Ad priores pertinent sanguinis, lactisque nobiliorumque humorum v. c. seminis profluvia et excretiones nimiae, etiam mucosae, ut Leucorrhoea habitualis et profusa, lobores nimii, contentiones ingenii, animi affectus et perturbationes, calores nimii itemque frigus, maxime humidum insolitaque novi coeli vicissitudo, morbi praegressi, nimis debilitantes evacuationibus, arte etiam provocatis, verbi caussa febres, in quibus evacuantis medicinae maxime per alvum usus fuit, aut diarrhoeae adfuerunt, aut sudores nimii aut ptyalismus, aut ulceratio externa vires consumens. Porro debilitas organorum primariorum assimilationis, interdum cum sordibus, ut vocant, interdum cum vermibus intestinalibus, saepe cum chymificatione sive chylosi imperfecta, interdum cum bile ab aegritudine etiam animi, iracundia, diutino moerore veluti accumulata. Ad quam caussam temperamentum biliosum, polycholia quam dicunt, multum facit. Haec organorum assimilationis inertia et debilitas, interdum a defectu nutrimenti, vel nutrimento incongruo nimis tenui et minus alente, saepius tamen fere ex victu nimis lauto, calido, aromatico, vini et spirituosorum abusu.

Ad posteriores occasionales caussas, quae hecticam Febrim accendunt, faciunt inprimis viscerum obstructiones, infarctus, irritationes, corruptiones variae, etiam ex venenis, maxime plumbo, arsenico, forte etiam horum similiumque medicaminum abusus medicus; tumores, scirrhi, indurationes, carcinomata, caries ossium, exulcerationes, humores a vasis dimissi, v. c. aquae hydropicorum; sanguinis, seri, muci evacuationes suppressae viscera irritantes, inflammantes, corrumpentes; sudores suppressi, exanthemata acuta, maxime chronica, serpiginosa, Syphilis, dyscrasia aliqua ex acuto morbo relicta; labes arthritica, Scorbutus.

Caussa proxima

Febris lentae et hecticae generatim non aliter cogitari potest, quam ea, quae in morbis tabificis generatim locum habet §. et quam suo tempore illustravi. Nempe aut succus nutricius sive materia albuminosa, lymphatica, fibrosa non praeparatur ex alimentis idonea, nec satis coadunatur cum partibus corporis, quod utrumque fit debilitate partium praecipue; aut haec materiae animalis principia exsolvuntur et e corpore abducuntur. Quod quomodo fiat, satis difficile intellectu, quum ex sola debilitate vix declarari queat et non nisi occulto animali chemismo fieri possit. Sat facile autem mente nostra assequimur et perspicimus, materiam nutriciam male elaboratam, cum partibus organicis non sat intime conjunctam, ex iisdem facile iterum exsolvi et e corpore proscribi. Itaque in Febre lenta et hectica utrumque saepe locum

habere

habere videtur, ut male praeparetur succus alibilis, cum partibus organicis parum coadunetur atque sic facile iterum exsolvatur atque e corpore eliminetur.

Divisio a caussis remotis.

Quas caussas remotas qui recte aestimat, facile intelliget, alias ita comparatas esse, ut *a*) Febres lentas hecticasque per se, id est, sine ullo praevio morbo, excludant, dum et diathesin producant ipsae et occasionales caussas contineant; *b*) alias autem secundarie tantummodo, ut effectus morborum praegressorum hac febres producant; *c*) denique nonnullis affectibus, maxime viscerum nobiliorum, has febres tamquam symptoma, aut symptomatum confluxum, sive passionem, superaddi. Unde patet divisio Febris lentae et hecticae in primariam, secundariam et symptomaticam.

I. Hectica primaria, quam *Galenus* essentialem vocat, ut distingueret a symptomatica, quam alii habitualem vocarunt, quoniam originem duceret ex pravo corporis habitu, aut quoniam hinc statim cum hectica conjungeretur, quae in aliis hujus morbi speciebus tandem accedit. Provenit tam a caussis recensitis debilitantibus, nutritionis inopia, labore nimio, curis, vigiliis, moerore, lucubrationibus, quam, et hoc fere saepius, ex abusu incitamentorum naturalium, inprimis ciborum aromaticorum, abusu vini et potulentorum spirituosorum, atque sic Tabem nervosam adducit et comitatur. Perperam negarunt hanc hecticam Febrim primariam, sponte sine praegresso alio morbo natam recentiorum nonnulli, quos satis refutavit *Burserius*. Veritati tantummodo respondet, minus frequentem esse hanc hecticam primariam, saltem in borealibus nostris regionibus. Sub coelo fervido frequentius videtur, etiam propter corporum strictiorem et irritabiliorem fabricam.

II. Hecticae secundariae, quam praegressus morbus aut debilitando, aut singulari vitiositate sive dyscrasia protulerit, exempla satis frequentia sunt ex longis febribus, longis doloribus arthriticis, longo Hysterismo aliisque nervorum morbis, ex Chlorosi, Scorbuto, Syphilide, exanthematibus tum acutis nonnullis tum maxime chronicis, ex longa Scabie, ex Impetigine, sive Herpete, ex morbo saturnino, vel arsenicali.

III. Symptomatica hectica Febris longe frequentissima est. Accedit ad omnia Tabis genera, singulasque viscerum irritationes, oppilationes et corruptiones comitatur, verbi caussa hepatis, mesenterii, pulmonis, uteri, renum, corruptionis in ossibus, carcinomatis etc.

Haec quia adeo frequens est et nonnulli scriptores secundarios morbos a symptomaticis non satis distinguunt, factum est, ut negarent Febrim hecticam primariam, praeterviderent secundariam, aut hanc quoque ad symptomaticam, itaque Febris hecticae omnia exempla ad symptomaticam referrent. Sic omnem Tabem ex viscerum vel partium nobiliorum, v. c. pancreatis, lienis, hepatis, mesenterii, renum, uteri, ovariorum, nec non pulmonis vasorumque majorum sanguiferorum labe oriundam huc retuleris, inprimis, si non a Febre phthisica accurate distinxeris, quae ex mea quidem sententia cum suppuratione in illis partibus conjuncta est, ut hectica ex obstructione et induratione illarum partium inprimis oritur. Hinc etiam fit, ut hectica Febris in Hydropem infelices exitus habeat, minime tantummodo in Phthisin purulentam.

Prognosis.

Sed haec observatio jam ad prognosin in Febribus lentis et hecticis pertinet. Quam prognosin moderatur recta aestimatio caussae, temporis, quo auxilium petit aegrotus, hujusque in medici consilia, maxime diaetaetica obsequium, medicique prudentia ab omni temeritate aliena, ejusque diligentia. Febris lentae curatio, opportuno tempore suscepta adeo difficilis plerumque non est; hecticae autem ultra progressae valde difficilis, ejusque jam in extremum stadium cum signis colliquativis properantis tantum non semper frustranea. Omnis quidem hectica Febris ratione eventus periculosa est, etiam primaria, secundaria autem multo periculosior, symptomatica longe periculosissima; generatim omnis prognosis his in febribus incerta et dubia, maxime etiam propter caussarum obscuritatem, quae saepe adest. Febrim semper observare debet medicus et virium conditionem. Quo majus citiusque harum observatur decrementum, febrisque idem perpetuusque et constans tenor manet, eo certe pejoris ominis morbus est. Porro, si ex visceris vel partis nobilioris labe est, et symptomata caussaeque docent, in visceris destructione et corruptione eam labem collocandam esse, pessimus eventus utique timendus; nec profecto melior, si diathesis adest gentilitia, vel in toto aliquo systemate diutius inhaerens, ut in labe scirrhosa et carcinomatosa, imo scrofulosa haud raro fieri solenne est.

Curatio.

Quum Febris lentae et hecticae caussa proxima alia cogitari nequeat, quam quae omnium morborum tabificorum communis sit, curatio generalis utique eadem esse debet. Utinam modum, quo corpus nutritur partesque detritae restituuntur, satis cognitum haberemus! Qua autem penitiori cognitione cum destituamur, ambitiosum nimis fuerit, a cognita hujus febris caussa proxima curationem generalem deducere velle et explicare. Nonnisi conditiones generales et veluti externas nutritionis et reproductionis novimus; et quomodo hae moderandae sint, ut corpus melius nutriri iterum incipiat, hac de re satis copiose diximus in curatione Tabis sive morborum tabificorum generali. Specialior autem Febris lentae et hecticae curatio petenda ex harum febrium origine et natura, sive primaria, sive secundaria, sive prorsus symptomatica; si a primaria Febre lenta recesseris, ad eam normam certe instituenda est, quam praescripserint morbi primarii, illique idiopathici sive topici, quorum symptoma est Febris hectica.

Cura hecticae primariae.

Supererit igitur tantum exponenda Febris lentae primariae curatio, quae fere una eademque est cum curatione morborum tabificorum generali. Hinc scriptores recentiores tantum non omnes otium sibi fecerunt in docenda Febris lentae et hecticae curatione tum generali tum speciali. Nos autem minime pigebit, curationem Febris lentae primariae non solum accuratius exposuisse, verum etiam de curatione speciali hecticae Febris praecipua et notabiliora curationis momenta commemorasse, hac in re exemplum antiquorum virorum imitaturi, qui hac in re sibi otium minime fecerunt. Evolvite librum *Sellei* (Med. clin.) hodie immerito neglectum, singularis peritiae thesauris ubique plenum, legite, quae de curatione haram febrium sat speciatim docuit, et certe multo doctiores ab hac lectione recedetis, et ad usum medicum multo aptiores, quam si subtilissimis plurimorum recentionum demonstrationibus, sive potius opinionibus fidem vestram addixeritis.

Si Febris hectica primaria est, caussae occasionales sive potentiae noçentes considerandae sunt, interdum debilitantes victu, saepius abusu incitamentorum noxiae. Utrisque tamen commune est, quod magnam toti corpori debilitatem adducunt, quae non nisi curationem per mitiora remedia feret. Defectus igitur incitamenti naturalis prudenter resarciendus, v. c. victu paulo pleniori, motu corporis pededentim auctiori, animi affectus tristis moderatione; abusus autem incitamenti, qualecunque demum illud fuerit, prudenter tollendus, non illico, sed paulatim. Evacuationes nimiae, si quae adsunt, in utroque casu moderandae et paulatim supprimendae. Corpus nutriendum et roborandum remediis ad naturam corporis sive nimis sensilis, sive irritabilis, adcommodatis. Hic maxime in censum veniunt, vel serum lactis dulce, vel lac ipsum asininum vel caprinum aqua Selterana vel alia simili temperatum, decoctiones mucilaginosae oryzae, Sago, Saleb; juscula ex testudine, rana limacibusque. In aegrotis calidioribus irritabilioribusque calorem hecticum temperamus Acido sulphurico, phosphorico potui grato instillatis, sero lactis paulo acidulo, fructibus horaeis, uvis, succo cucumerum, victu vegetabili, addita carne alba. Inter roborantia his inprimis Quassia salubris; laxis minusque irritabilibus cort. Peruvianus, primo in dilutioribus, deinde in saturatioribus formis. Propensis in sudores Quassia et Salvia, in alvi fluxum Columba optime medetur. Tandem ad usum aquae medicatae ferruginosae mitioris lacte temperatae progrediendum. Balnea tepida ex aqua dulci mitiora, quae jam diximus, pro virium modulo interponenda.

Cura hecticae secundariae.

Hectica secundaria generatim ad normam primarii morbi curanda; ita tamen ut evitentur, tum quae debilitatem augeant, tum quae nimia incitatione facile noceant. Itaque etsi exanthema vel Scabies Stibii et Sulphuris, Syphilis Hydrargyri, Chlorosis ferri, Hysterismus Opii usum requirant, haec tamen remedia ita administranda sunt, ut priora mitissime sine ulla majore excretione agant, addenturque semper, quae corpus instaurent et nutriant; ex posterioribus autem semper praeparata mitissima, providaque dosi praebeantur; adornetur victus blandus, minime nimis incitans. Solet saepe primamarius morbus nondum omnino sublatus esse, quando lenta Febris accedere solet, et tunc communibus remediis utrisque morbis medemur, v. c. Scorbuto, Chlorosi, Hydropi incipienti; facto tamen eo inter roborantia delectu, ut in usum vocemus ea, quae experientia ad quodvis morbi genus utilissima docuit, v. c. ex antiscorbuticis acores, carbonicum inprimis, corticem Peruvianum, Opium; ex antichloroticis Ammonium muriaticum martiatum mitioraque Ferri praeparata, ex antihystericis Gummata foetida, Extr. Hyoscyami Opiumque, sed tum illa, tum hoc parvis dosibus.

Secundaria porro est ex chylosi imperfecta, sive chyli praeparatione et assimilatione non sufficiente. Haec quidem ab Atrophia, de qua jam diximus, prope abest. Quum tamen singularia nonnulla habeat et, praeter infantes, adultos victu crudo abusos haud raro occupet, paucis hanc hecticam attingam. Naturae duplicis fere occurrit. Una est, quam dixi, ex victu crudo mucosa, cum vermibus intestinalibus saepe conjuncta, quae, nisi ab his fames abnormis, fere cum inappetentia ciborum esse solet. Altera adultorum potius est, ex longo moerore suppressaque iracundia Febreque biliosa, maxime intermittente male curata oriunda, quae cum ciborum fastidio, oris amarore et calore sat urente, urinisque biliosis esse solet. In utraque hac manifestae primarum viarum sordes removendae quidem sunt, evitatis tamen, quantum fieri potest, inprimis in mucosa morbi natura, remediis alvum moventibus, quod *Selleus* recte docuit, et praemissis solventibus sive digistivis. Haec quidem in mucoso morbo ex Ammonio muriatico praecipue petenda, in bilioso ex Tartaro depurato, Kali acetico, liquore digestivo, addito etiam, sed provida manu, Vini stibiati tantillo: sic motis vomituritionibus, hae adjuvandae mitissime Ipecacuanha. Mox incitantia amara, maxime Taraxacum subjungenda, additis in mucoso morbo leniter aromaticis, v. c. Calamo aromatico, quorum usum satis continuatum tandem cortex Peruvianus excipiat. Vermes si, ut in infantibus fieri solet, hecticae mucosae addentur, evitanda pariter remedia purgantia, praeter mitissima ex Rheo; usus Helminthochorti interponendus est et curatio maxime instituenda est per remedia amara, paulo incitantia et martialia.

Hectica secundaria, symptomaticae sive topicae haud raro propior, ad naturam morbi, ex quo progressa est et qui aliqua ex parte adhuc interdum persistit, tractanda est; quod 'selectis nonnullis exemplis optime illustrari poterit.

Hectica arsenicalis, (si homo ex praesente vitae periculo evasit, Arsenico non adeo multo et sub faventibus circumstantiis illico evacuato) quae proxime secuta est veneficium, si aliqua pars, forte satis parva veneni sanguini se insinuavit humoribusque (certe etiam, si sciri possit, claudestinum), requirit balnea tepida cum Hepate sulphuris vel salino vel calcario, ejusdemque Kali sulphurati, vel aquae acidulae Hahnemanni usum internum, addito tamen semper lacte et lacticiniis. Et Olei anisi aetherei hic egregius usus est, inprimis ad solandos intestinorum dolores residuos. Si tandem sueta symptomata veneni non amplius observantur solaque debilitas superesse videtur, praeter roborantia amara, Ferrum maxime in usum vocandum est, tum in balneis, tum paulo liberaliter in aquis medicatis lacte temperatis. Legendus Hahnemanni utilissimus liber, *über die Arsenikvergiftung u. s. w.*

Hectica saturnina, praeter victum ex lacte et remedia oleosa, princeps remedium in Opio habet, Plumbi vero domitore et antidoto. Alvo solvendae Oleum Ricini inprimis inservit. Et balneorum hic magna utilitas est, quibus Kali vel Calcariam sulphuratam recte addideris. Laudant alii Sulphuris, nempe Kali sulphurati internum praecipue usum, alii Aluminis in sero lactis, alii adeo Hydrargyrum. Sed praeter communia remedia princeps semper auxilium in prudente, nec tamen adeo parco Opii usu.

Quodsi denique suspicio vere locum habet, exanthemata chronica, vel evacuationes naturales, tum serosas tum sanguineas, hecticae Febri originem dedisse: hae tamen cautissime et lenissimis remediis, frictione, balneis, pediluviis, insessu, debito tempore sollicitandae sunt, omissis omnibus, quae corpus nimis debilitent, vel ultra modum incitent. Cautus interdum tamen sit in dyscrasiae vitio Stibii et Hydrargyri usus: illius quidem Sulphuris Stibiati, hujus maxime dulcis. Plurimum saturata decoctio Sarsaparillae etiam cum lacte promittit. Ceterum nisi singularis id genus vitiositas locum habet, instaurato corporis vigore, vel sponte evacuationes naturales revertuntur, Exanthemata serpiginosa iterum in cute efflorescunt, vel instauratis viribus demum prudente medicatione sollicitandae sunt.

Cura hecticae symptomaticae.

Denique Febris hectica symptomatica, labis visceris alicujus purulentae effectus, phthisicis febribus jam adnumeranda est, de quibus proxime sermo erit. Quodsi autem sola visceris alicujus debilitas, vel infarctus (*Vollpfropfung*, *Anhäufung*, *Venosität*) vel obstructio, vel incongrua excretio Febrim hecticam affert, et Phthisis facile subsecuturae justum metum facit, methodus resolvens et roborans cum magna prudentia adhiberi debet, atque visceri ita prospiciendum est, ut suppuratio arceatur. Quam obcaussam inprimis attendendum est ad signa clandestinae alicujus inflammationis ex aliquo etsi obtuso dolore, calore circa partem affectam auctiori deprehendendae. His praesentibus hirudines etiam iterato admovendae, dolores imposito cataplasmate emolliente cum herba Hyoscyami et Conii ex aqua Saturnina tepide diligenter mulcendi, pauxillum Unguenti Hydrargyri circa locum affectum infricandum et praecipue ulcus in vicinia beneficio fonticuli vel setacei excitandum idque sat diu apertum servandum. Ceterum in delectu medicinae resolventis et roborantis visceris natura consideranda maxime venit. Sic generatim pulmoni non nisi mitissima remedia et resolventia et roborantia conveniunt ex Extracto graminis, Cardui benedicti et Marrubii, Tussilag. Farfarae, Flor. Millefolii et Lich. Islandico. Hepati prosunt Extr. amaricantia, Taraxacum, Trifolium fibr. Fumaria Chelidonium, Gummata ferulacea, cautus Belladonnae usus resolvendi scopo optime prosunt; additis demum sub fine caute martialibus, maxime ex Sale ammoniaco martiato. Et in hepatis et in lienis oppilatione atque tumore haemorrhoidalis morbus semper respiciendus, hirudinesque subinde ano admovendae atque Kali acetici usus per longius saepe tempus continuandus est. Lien non ultra dolens, sed laxo tumore e sedibus suis egressus, Ferrum optime fert et hoc remedio inprimis depletur.

Uteri remedia, si obstruitur et tumet, pro feminae constitutione, maxime sensibilitate et irritabilitate, nec non pro aetate feminae, cum magna prudentia seligenda sunt; ita quidem, ut menstruus fluxus blande promoveatur et, si propter aetatis rationem fluere desinit, ut in feminis sanguine adhuc plenis, iis victu refrigerante et minus nutriente a polyhaemia et polychylia caveatur, plenitudo sanguinis ejus missione, etiam per hirudines, nec non ulcere artificiali in summo femore excitato coërceatur. Resolventia petuntur ex Kali acetico, thermis Emsensibus et Landeccensibus, nec non in feminis calidioribus ex fontibus Marienbadensibus, ex Belladonna, ut nonnullis placet ex Calendula, ex Auro muriatico extrinsecus affricto, sat certe raro, praemissis praemittendis, ex longo Ferri maxime carbonici usu desumuntur. Jam de his strictim et summatim dixisse sufficiet, quum de his viscerum morbis inter Phthises speciatim dicere locus erit. Denique paucis commemoro, Veteres Saccharum saturni, alios Calcem

Stanni, *Griffithum* Myrrham cum Ferri vitriolo pro specificis antihecticis habuisse. Recentes Sacchari Saturni laudes in Febre phthisica satis notae sunt: apud Veteres Tinctura saturnina, antiphthisica Gramanni, Antihecticum Poterii (vide brevitatis caussa *Triller* Disp. univers.). Ceterum et de hujus remedii virtute et pretio statuetur suo loco. (Cf. *Rud. A. Vogel* praelect. *Sam. Gottlob Vogel* Beobachtungen.)

Sectio

Sectio tertia.

De Febribus phthisicis et Phthisi ulcerosa generatim.

Cf. Scriptores, quos in cap. praecedente de Febribus hecticis laudavi.

Definitio.

Haud paucos esse, qui hecticas Febres phthisicasque ad unum morborum genus referant, commemoravi, professus tertium Febris hecticae stadium a Febre phthisica vix differre. Nihilominus tamen Febrem hecticam a phthisica sejunxi, cujus distinctionis caussas non est quod denuo repetam. Satis enim de hoc discrimine, nec non de eo, quod lentam et hecticam Febrem intercedere puto, me dixisse arbitror.

Phthisicam Febrim dixero hecticam purulentam, ut Phthisin ulcerosam eam tabem sive corporis consumtionem, quae fit cum ulcere, atque hoc quidem maxime in viscere aut parte aliqua interna, interdum quoque cum suppuratione aliqua in partibus exterioribus ampla et diuturna.

Diagnosis.

Febrem phthisicam incipientem fere distinguunt frigus satis notabile, quod exacerbationes praecedit, exacerbationibus plerumque antemeridianis, paroxysmorum Febris intermittentis quotidianae et tertianae duplicis aemulis, calore tamen et in remissionibus quoad aegroti sensum nunquam prorsus exstincto, et in remissionum tempore non semper adstantibus valde percepbili, atque aegroto ad frigus valde sensibili et de levi frigore saepe conquerente, corpore potius frigus sentiente. Haec symptomata sub progressu morbi plurimis novis augentur, partim communibus, partim ex loci affecti natura propriis.

Caussae.

Antequam autem ad descriptionem Febris phthisicae ultra progredientis veniam, difficultates nonnullae de origine Febris phthisicae utique expendendae sunt.

Frustra quidem nonnulli dubitarunt, fieri posse, ut Febris phthisica ex hectica demum prodeat, quae suppurationem producat; ita quidem, ut Febre hectica graviori suppurationis caussa, minime effectus, contineatur. Etenim sedula observatio medicos du-

dum docuit, ut ex Febre lenta subinde orietur hectica, sic hanc demum in phthisicam progredi cum signis quidem' corruptionis purulentae in aliqua corporis humani parte. Sed ex hac observatione nondum liquet, nec, an Febris phthisica propter exulcerationem fiat, nec an tantum tamquam gravior hectica suppurationem comitetur, nec quomodo Febris phthisica ex suppuratione oriatur? Hae quaestiones non omnino otiosae sunt, quum medici omnino intersit scire, quo diligentiam suam maxime conferat, utrum Febri moderandae, an corruptioni purulentae singulari cohibendae, an singularibus forte suppurationis caussis, quae fortasse adsunt variae, obviam eundo.

I. Febris phthisica communiter ex resorbtione puris explicatur. Haec tamen quomodo fiat, satis difficulter concipitur, quum haec resorbtio saltem ab initio vix locum habeat, atque si vel maxime pus resorbeatur, hoc tamen intra circulationis vias tam diu non consistit, ut sanguinem inficere ejusque naturalem crasin pervertere possit; potius ejusmodi materia purulenta in plurimis exemplis, v. c. in Variolis naturalibus, illico per urinas eliminatur.

Aliorum opinio probabilior utique videtur, Febrem nempe phthisicam ex magna debilitate oriri, oriunda ex jactura lymphae, quae ad pus conficiendum quotidie consumatur: sed ita intelligi non possunt symptomata Febris phthisicae propria colliquativa.

II. Alii, ut ex his difficultatibus sese expedirent, Febrem phthisicam eandem habent cum Febre suppuratoria quacunque. Sed haec nato pure silere consuevit, phthisica persistit, imo augetur. Foret igitur suppuratoria continua, cujus continuationis singulares adesse debent caussae, quarum una ex eo haud inepte petitur, quod pus in viscere reconditum promtum exitum non habeat.

III. Rem admodum evidentem esse, hodie tantum non omnes contendunt, nasci nempe pus ex inflammatione praegressa. Sed hi nondum everterunt observationes, a quibus satis constare videtur, pus interdum nasci sine inflammatione praegressa, saltem absque omnibus praegressae inflammationis signis, et tam cito gigni v. c. in metastasibus nonnunquam, ut, quomodo inflammatio tam cito nasci et in suppurationem abire potuit, mente nostra non assequamur (Cf. *Schroeder* dissertat. egreg. de puris absque praegressa inflammatione genesi. Gott. 1766. in *Murrayi* opusc. medic. Vol. I. qui sibi hanc disput. vindicat. *De Haen* rat. med. T. II. c. 2. *Philipp Adolph Boehmer* de genesi mater. purulentae absque praevia inflammatione Hal. 1768, auctore *Kemme*.). Sed demus, pus non nisi ex inflammatione fieri, haec perpetua cogitari debet in Febre phthisica, quum quotidie novum pus generetur, et praesidia antiphlogistica Phthisin satis arcere et cohibere deberent, quod certe experientiae non consentaneum est.

IV. Porro aliae difficultates oriuntur ex diagnosi puris. Etenim humor mucosus non solum morbo ita subinde mutatur, ut puris aemulus ab hoc vix distingui possit, verum etiam paulatim in verum pus mutatur, teste Phthisi pituitosa. Notas, quibus medici pus a muco distingui volunt, deinceps afferam, jam ex his hactenus disputatis colligens:

V. Nos et in Febre phthisica et in pyogenia veram caussam proximam penitus ignorare, hanc pyogenesin potius ad abstrusos et occultos naturae processus pertinere, huic igitur generalem aliquam Phthisis curationem minime superstrui posse.

Itaque, quum ex communi aliqua caussa Tabes purulenta minime oriri videatur, hujusque remotae caussae admodum diversae sint, nil superest, nisi ut explorentur generaliores morbosae affectiones, ex quibus Febris phthisica ita explicari possit, ut fontes indicationum in medendis Febribus phthisicis aperiantur.

Examen puris.

Cujus rei antequam periculum faciam, illa materia propius examinanda venit, quae quamvis totius morbi caussam minus contineat morbosaeque propriae affectionis potius effectus esse videatur, cum Febre phthisica tamen tantum non semper conjuncta est. Haec materia pus dicitur, cujus a simili morboso humore accurata distinctio certaque ideo diagnosis fere non minoribus difficultatibus implicita, ac inventio morbosae affectionis, tam ejus, ex qua nascitur, quam illius, quam et cum partibus, in quibus sedem habet vicinisque et cum toto corpore communicare videtur.

Pus quoad ejus qualitates *) sensibiles evidentes humor est singularis, sat aequabilis, spissiusculus, odorus, muco magis opacus, muco minus cohaerens, ita quidem, ut pus in aquam conjectum in majores moleculas secedat et post satis breve temporis spatium in aqua subsidat; dum contra mucus eodem modo examinatus diutius in aqua haereat, minores floccos formet et fundum vasis non facile petat. Est autem mucus morbosus puri interdum sat similis, qualis videtur in Blennorrhoeis membranae pituitariae, asperae arteriae et bronchiorum, vaginae atque urethrae: contra verum pus interdum fluiditate sua sat tenuem mucum refert.

Medicus satis longum artis usum habens vel ex solo adspectu utrumque humorem morbosum probabiliter distinguet, respiciens utique simul ad totius morbi initium, progressum sedemque, sed verisimili tantum conjectura, minime sat certe atque indubitate. Hinc medici, non contenti Veterum

*) *Eduard Home* über die Eigensch. des Eiters. Abhandlung für pr. Aerzte. B. VI. St. 4.

observationibus ex solo adspectu facilioribusque experimentis, quae nonnulla veterum medicorum consilio cum pure instituta in *Hippocratis libris* jam occurrunt, ad inveniendam certam puris diagnosin singularibus chemicis explorationibus recentiori tempore usi sunt.

Praecipua pericula chemica instituit *Darwinus* Anglus, *Darwini* celeberrimi, scriptoris Zoonomiae, filius, et *Grasmeierus* *), qui in singulari libro experimenta sua descripsit (Prioris *Darwini* leguntur in Zoonomia, teutonice in *Samml-lung. f. pract. Aerzte.* Bd. VI). *Darwinus* utitur ad explorationem materiae puris aemulae (puriformem dicunt) Acido sulphurico diluto, quod quidem et pus et mucum solvit, sed eo cum discrimine, ut celerius quidem solvatur mucus, sed ab affusa aqua iterum separetur, in aqua natans vel iu floccos collectus appareat, pus autem ab affusa aqua vel subsidat, vel agitatum totam aquam inquinet. Porro *Darwinus* experimenta cum Kali caustico instituit: hoc

*) *Grassmeyer* Abhandlung vom Eiter und den Mitteln, ihn von allen ähnlichen Feuchtigkeiten zu unterscheiden. Gott. 1790.

quidum pus aeque solvit ac mucum, sed ab affusa aqua pus illico praecipitatur, quod non fit in muco, qui, etsi vel Acidum muriaticum vel nitricum affuderis, post duodecim tantum horas praecipitatur. *Grasmeierus* in explorando humore puris suspecto Liquore Kali carbonici sat saturo, quod olim Oleum Tartari per deliquium vocarunt, usus est. Hunc liquorem materiae explorandae aequali quantitate addidit, antea duodecim partibus aquae destillatae vel saltem pluvialis dilutae, ejusque quidem tepidae: sic miscelam fortiter agitavit, vel potius conquassavit (*gequirlt*), ut coqui facere solent in ovi albumine; hac encheiresi pus gelatinam efficit, quam gelatinae formam mucus nunquam induit. Boni et laudabilis puris indicium est, si abit in gelatinam sat tenacem, dum pravum pus gelatinam et tardius, et minus cohaerentem efficit. Simile experimentum, quod cum sapone instituitur, a veterano medico olim didici; simile cum Liquore ammonii caustici facile institui poterit. Denique *Gruithusen* purulentum et mucosum humorem beneficio microscopii examinavit et puris formam singulariter globosam conspexit. Enimvero nec idem horum experimentorum eventus ab omnibus observatoribus repertus fuit, quamquam ego frequentissime viderim, nec, qui ex interioribus sedibus provenit humor, merum pus sistit, sed sero, muco lymphaque mixtum. Quo accedit, quod in plurimis exemplis mucosus humor paulatim in pus vergere et mutari videatur, unde materia purulenta eandem tenacitatem ostendere non potest, quam merum pus spissius sistit. Itaque omnibus his experimentis puris diagnosis omnibus temporibus morbi non aeque certa fit, ita quidem, ut differentia sputorum in Phthisi pituitosa, sed in ulcerosam vergente et in vere ulcerosa non semper aeque luculenta et evidens conspiciatur.

Itaque Febris phthisicae natura non satis illustratur et explicatur variis de caussa ejus proxima medicorum opinionibus, nec praesentia suppurationis semper satis certe deprehenditur illis periculis chemicis. Itaque, ut rationalis curatio inveniatur praecipuorum Phthisis generum, morbosae affectiones cognoscendae sunt, quae sat luculenter tum in toto corpore sese prodent, tum in parte affecta argui possint, e quibus Febris phthisica atque purulenta labes originem suam duxerit.

Caussae remotae.

Sic ad curationem Phthisis haud adeo necessarium fuerit, nosse humoris morbose secreti naturam, utrum vere purulentus sit, an mere mucosus, an puri mucique propior. Ne vero caussas suppurationis remotas silentio praeteriisse videar, in curatione speciali Phthisis ulcerosae maximopere attendendas, moneo, easdem fere esse, de quibus copiose vidimus, quum de caussis Febris lentae et hecticae nobis sermo esset. Commemorabo tamen postea, antea, ne filum cogitationum saepius interpellem, de communi caussarum remotarum effectu ad producendam Phthisin dicturus.

Omnes caussae remotae eo Phthisin adducunt, ut morbosam quandam affectionem gignant, quae veram morbi naturam, quatenus eam cognoscere licet, contineant. Ex hac demum morbosa effectione Phthisis propullulat ex internis caussis nata, excepta igitur laesione externa. Inter has morbosas affectiones tres experientia luculenter docet.

I. **Affectio inflammatoria** tum singularis alicujus partis, maxime visceris, tum per totum vasorum sanguiferorum systema dispersa, tum acuta, ideoque manifesta, tum lenta, chronica, claudestina, occulta magis. Prioris originis suppuratio ex majore inflammatione methodoque medendi, aut non satis, aut nimis debilitante: posterioris generis, quam *Reylandus* et *Stollius* optime descripserunt, in irritabilibus biliosisque hominibus sat frequenter observatur.

II. Partis alicujus debilitas, incitabilitati singulari ejusdem partis saepe juncta, quae morbosa affectio efficit, ut sanguis humoresque eam in partem impetuosius ferantur, ita ut in illa parte morbosa fiat secretio serosa, lymphatica, mucosa, ex qua demum nascitur materia purulenta.

III. Affectio spasmodica: Spasmi viscera ultra modum et diutius exercentes, quibus insimul totum corpus valde debilitatur ejusque sensilitas majorem in modum augetur.

Has affectiones morbosas ex rerum usu petitas pluresque ante annos in praelectionibus propositas, dum in eximio *Duncani* de Phthisi libello, paucos ante annos lecto, easdem adnotatas legi, merito gavisus sum. Etenim Phthisin pulmonalem secundum experientiam revocat ad systema irritabile, reproductivum et sensile, in pulmonibus ipsis laesum. Quae partitio, quum ad meam proxime accedat et vix a mea differat, tum certe in omni Phthisi partis nobilioris locum habet ad hanc triplicem affectionem morbosam inferendam, ut jam inter caussas remotas notatu dignissimas afferam, occasiones subministrant: *a*) inflammationes unam partem maxime afficientes, ut fit in Pneumonia, subinde etiam Haemoptysi, *b*) potentiae noxiae mechanicae, quo etiam pertinent corpora peregrina internis sedibus infixa, calculi, ossiculum in pulmonibus, quale exemplum ex sterno alaudae et ego vidi, et morbosa similia concrementa sponte nata (Cf. *Bang* in Act. Haffniens. Vol. I. et *Plouquet* Bibl) nec non chemicae acrimoniae v. c. inspiratio Acidi nitrici, muriatici, oxygenati, *c*) Exanthema acutum maxime morbillorum, chronicum maxime serpiginosum, *d*) ulcus externum diuturnum inconsiderate occlusum, *e*) vitium scrofulosum, *f*) Syphilis et abusus Hydrargyri in illa, *g*) debilitas major scorbutica, *h*) Cachexia chlorotica, hypochondriaca, icteritia, *i*) anomaliae profluviorum tum nimiorum, tum interceptorum et suppressorum vel sanguinis vel muci, vel naturalium vel, etsi morbosorum, tamen habitualium consuetorumque v. c. Haemorrhoidum vel sanguineorum vel mucosorum plenaria interceptio per sectionem, Leucorrhoea adstringente injectione cohibita.

Eaedem fere caussae saepius repetitae seminium ad Phthisin afferunt; quod tamen etiam haereditate propagari et certae corporis constitutioni inhaerere certum est. Contagiosum etiam sub debita restrictione dici potest, inprimis in Phthisi pulmonali: nempe qui cum phthisico ejusmodi in perpetua consuetudine vivunt, ut in conjugio fieri solet, eodemque lecto utuntur, facile ad eundem morbum teste experientia sat frequente perveniunt; sive jam ad eundem morbum proclivitatem habeant, quod utique saepius observatur, sive exhalationibus aegroti contaminentur, sive denique mutua consuetudine viribus exhauriantur: sunt enim salaces phthisici.

Ad seminia morbosa quoque retulerim diathesin inflammatoriam et purulentam chronicam; pus vero, quod his conditionibus nascitur:

a) Si ab inflammatione manifesta morbus originem habuit, in abscessu colligi solet, qui in perenchymate viscerum celluloso formatus, vomica dicitur. Haec instar abscessus primo clausa esse solet: antequam autem rumpitur, affectione graviori nobilis alicujus visceris mortem inferre potest vel nata gangraena, vel compressione visceris, v. c. cerebri, vel impediendo vitalem functionem. Postquam vero rupta fuerit vomica, pus suum vel illico vel pededentim ex corpore rejicit diciturque tunc ulcus apertum; vel pus in majores corporis caveas effundit, in pleurae saccum, unde Empyema, in cavum peritonei, unde Ascites purulentus. Haec Phthisis ab manifesta inflammatione orta ad systema vasorum sanguiferorum, sive irritabile, quoad originem suam referri poterit.

b) Sed nasci quoque pus videtnr sine inflammatione adeo notabili e sanguine alicubi e vasis suis in textum cellulosum dimisso et resorbtione non soluto. Quod inprimis fieri solet in pulmonibus praevia Haemoptysi, maxime repetita, ut in iis visceribus generatim, quae destituta sunt ductibus excretoriis ad eliminandum ejusmodi sanguinem coactum satis accommodatis. Et haec Phthisis secundum originem suam partim ad systema vasorum sanguiferorum, saepe autem, ut in ipsa pulmonali, ad systema reproductionis referenda.

c) Porro singularis suppuratio locum habet in superficiebus partium secernentibus maxime mucosis, v. c. bronchiis, utero, vesica urinaria, intestinis. Si haec loca vel jugiter lacessita, vel simul ultra modum debilitata mucosum hnmorem nimia copia secernunt, accedente loci majore irritatione, ex mucoso etiam humore nimis liberaliter secreto et naturali sua blanditie exuto humor mucosus primo puriformis prodit, progressu autem temporis puri semper similior, demum vere purulentus.

d) Denique alia iterum ratione pus ex locis antea induratis oritur. Saepe inflammatio praegressa induratum contextum cellulosum in visceribus relinquit, qui deinde aliqua irritatione exasperatus denuo inflammatur et sic pus concipit. Sed haec pyogenesis ita simplex, ut Veteres eam cogitarunt, forte raro est. Ubi in veris Scirrhis oritur suppuratio, maxime in locis glandulosis, nova videtur locum habere partis induratae prius deformatio in fabrica ipsa, nova veluti nuturalis fabricae metamorphosis,

sis, quae efficit, ut ocyus serius in parte affecta morbosa secretio eaque purulenta fiat, quae induratam partem quidem solvat purulenti humoris efficacia, sed simul fabricae deformationem longe lateque proferat et sic partem affectam naturali fabrica sua exuat, simulque novos purulenti humoris fontes semper aperiat: quod ita in pulmonibus fieri, egregie multis extispiciis docuit *Laennecus*. Atque ex his observationibus natura seminii hereditarii ad Phthisin pulmonalem luculentius perspicitur; hereditate scilicet pulmones in his hominibus vitium contraxerunt, quo in certa hominis aetate hanc infelicem metamorphosin fabricae naturalis incipiunt et pergunt. Facere hoc maxime diathesin scrofulosam, nemo ignorat. Simili modo calculosa etiam concrementa subinde in visceribus ipsisque pulmonibus nascuntur, irritatione sua pus demum moventia. Omnes hujus Phthisis formae, partim secunda, sed certe tertia et quarta, si originem spectamus, a systemate reproductionis repetendae sunt. Quae igitur Phthisis a systemate sensibili, praeviis multiplicibus et diuturnis spasmis, primo progreditur et sic clanculum inflammationem et suppurationem adducit, longe rarior obvenire debet, et certe minus frequens observatur.

Curatio.

Qui ingens ex Phthisi periculum cogitat, facile intelligit, curationis cardinem in eo versari, ut morbus caveatur, qui semel ortus et explicitus sanari se non patitur, sed viscera, vires vitamque consumit. Atque haec prophylaxis valde difficilis est, ut optimi medicorum conatus spe sua facile excidant. Alia est eaque inprimis longe difficillima in his, qui ad morbum dispositi sunt natura et naturali seminio affecti. Hoc naturale seminium in pulmonibus maxime locum habet. Dicemus igitur, si ad Phthisin pulmonalem venerimus, quomodo medicus niti debeat, ut seminium illud naturale coërceat. Quod quam difficile sit, vel ex iis satis elucet, quae modo de singulari naturalis fabricae metamorphosi disputavimus, quam inprimis pulmones hoc seminio infecti certa hominis aetate subeunt. Phthisis haud hereditariae prophylaxis evitatione caussarum occasionalium continetur. Phthisis cujuscunque prima initia, imo vel prodroma signa, medicum monent, ut purulentae materiae genesin sat mature arceat. Itaque, quum jam exponenda sit generalis Phthisis curatio, hanc ita docebo, ut maxime adcommodem ad triplicem affectionis phthisicae naturam, supra propositam; praemissis quidem indicationibus generalioribus, quae fere hae sunt: *a*) ut puris genesis, quae nondum facta est, omni modo arceatur et praecaveatur, *b*) ut pus jam natum, quoad ejus fieri possit, e loco affecto eliminetur, *c*) ut blanditiei puris studeatur; *d*) denique, ut viribus corporis victu laudabili, euchymo nempe et euchylo, succurramus ad eundemque finem adoptato regimine tum corporis tum mentis utamur. Has vero medendi leges persecuturi, attendere semper debemus ad affectionis phthisicae naturam supra declaratam. Itaque sub ipsis morbi incunabulis:

a) puris genesis prohibetur, si inflammatoriam morbus naturam habet, vel evidentem vel magis occultam, methodo debilitante, quam antiphlogisticam dicunt, venaesectione, hirudinibus, scarificatione per cucurbitulas, fonticulo, setaceo, potu mucilaginoso, farinoso, v. c. decoctione Radic. Althaeae, Ptisana hordei, Sero lactis, addito his omnibus Nitro, vel Tartaro depurato,

Oxymelle simplici, Pulpa prunorum, vel Tamarindorum, succo Cucumerum, victu parco tenui, vegetabili, quiete summa, animi tranquillitate, aëre frigidiusculo, regimine subfrigido, lotione partis affectae subfrigida, evitata veste densiori et calidiori super partem affectam. Enimvero, quum in inflammatione evidente et acuta methodus debilitans quidem, et in sufficiente gradu, administrari debeat, ita tamen, ut succedat inflammationis discussio, tum maxime in inflammatione occulta latentaque, saepius chronica, magna cautione vel ideo opus est, quoniam propter signorum obscuritatem magna prudentia opus est ad definiendam methodi debilitantis mensuram ad gradum inflammationis exquisite determinatam. Alias enim, vel ob non satis masculam curationem, vel ob contrarium medentis vitium, suppuratio facile nascetur, quam cavere voluimus. His igitur in exemplis venaesectio primo instituatur parca, veluti exploratoria, eaque mox repetatur, si utilis visa fuerit. Saepe vices venaesectionis securius supplent Hirudines, cucurbitulae, ulcera artifialia v. c. fonticulus, setaceum, vesicatorium, cortex Mezerei, si quidem in his posterioribus irritationis majoris nullus metus inest, eaque potius in partis affectae vicinitate, non proxime ad partem affectam admoventur, v. c. in partibus corporis extremis. Neque in his aegrotis, quorum morbus in debilitatem vergit, adeo tenuis et parcus victus sit, neque inprudens ad locum affectum frigoris applicatio.

Porro, si post sanguinis aliquod profluvium, maxime Haemoptysin, metus est suppurationis, moderata satis febre et compescito ab aliquot diebus sanguinis profluvio, natura tum sputis sanguinis grumos sponte rejicit, tum qui resorberi potest, resorbet: quo igitur in negotio moderamine justo febris victu, regimine, potu molli, adjuvanda est. Si vero, quod in pulmonibus jam debilibus morboque magis ex debilitate oriundo accidit, illa per sputa sanguinis rejectio non fiat, tum resorbtio adjuvanda linimento ammoniato, vesicatorio, praemissis saepe antea Hirudinibus, tum parco et provido Salis ammoniaci, Sulphuris stibiati usu, potu etiam molli, cui nonnihil Oxymellis simplicis additum fuerit. Atque quum in hac morbi natura tantus subsecuturae illius metamorphoseos et ex illa oriundae suppurationis metus sit, mature ulcus excitari debet prope locum affectum illudque longius foveri, atque totum vitae regimen ita instrui, ut visceri affecto ab omnibus irritamentis, tam externis quam internis, caveatur. Ceterum quae modo dixi de cavenda post Haemoptysin suppuratione, facile ad alia sanguinis profluvia applicari poterunt, v. c. ad Haematuriam: in hac via satis patet, e qua coactus sanguis rejici possit: ad Vomitum cruentum, ubi per alvum illa coacti sanguinis excretio per enemata sollicitari debet. Si autem visceris alicujus suppuratio metuitur, quoniam ejus secretiones et excretiones abnormes fiunt, excretiones praeter naturam augentur, inprimis lymphatico-mucosae, ingrataeque sensationes circa partem affectam Rheumatalgiae aemulae suspicionem augent, et erethysmus circa locum affectum tollendus est Hirudinibus, ulcere artificiali, et debilitati partis affectae justo tempore et satis mature occurrendum est victu apto et nutriente, nec non mitissima roborante medicina, ex Quassia, Tussilagine Farfara, Lichene islandico, Carduo benedicto, Marrubio, Millefolio, cortice Cascarillae praecipue petenda. Simul partem affectam a frigore defendi expedit, affricareque lotiones leniter aromaticas et spirituosas. Maxime tamen prodest, de quo jam dixi, ulcus artificiale, quod interdum vesicatorio temperato excitari et foveri poterit. Interim excretionibus nimiis mucosis obex caute ponendus medicina mitiori amara, quam jam laudavi, quam excipient interdum martialia et adstringentia in dosibus minimis, addita Myrrha, Olibano, Mastiche a Veteribus laudatis. Saepe quoque in pulmonum et tracheae Blennorrhoea summum praesidium est in mutatione coeli, ut aegrotus sub coelo miti, nec nimis calido, sed constante satis diu vivat.

Si autem visceris alicujus suppuratio metuitur, quoniam viscus aut partes juxta positae vehementioribus et diuturnis exercentur spasmis, iste morbus vel ex debilitate nimiaque sensilitate totius corporis est, vel singularem illam sensationis anomaliam, quam Hysterismum et Hypochondriasin dicunt, secum conjunctam habet. Prosunt generatim roborantia remedia mitiora supra laudata, quibus addendus Cortex peruvianus in infusione frigida, nec non remediorum mitiorum ex Ferro usus. Ferunt hi aegroti balnea martialia tepida. Sed longa curatione roborante opus est, in qua etiam omnes ingrati animi affectus arcendi sunt, maxime metus morbi letalem eventum habituri, aut redituri, quo alii phthisici fere vacant, hi autem perpetuo anguntur.

b) Ut pus jam natum, quantocyus fieri possit, educatur, utendum est emissariis tum naturalibus tum artificialibus. Si excretio puris per emissarium naturale locum habet, haec leniter invitanda situ aegroti ad id commodo. Sic v. c. *C. L. Hoffmannus*, medicus Moguntinus peritissimus, omnibus Phthisi ulcerosa pulmonali affectis olim suasit, ut mane semper pectore declivi, quantum ferre hunc situm possint, sputis promovendis operam darent; quod quidem paucis succedere vidi. Usu autem phthisici fere omnes discunt, quo latere incumbentes sputa facillime rejiciunt; monendi igitur ut hoc latere saepius, inprimis autem matutinis horis, quibus sputa copiosius rejici solent, incumbant. Ad eliminandam materiam purulentam porro aër conclavis aequabiliter tepidus esse debet, quem in finem etiam vapores adhibentur, de quorum administratione plura dicemus, de curatione Phthisis pulmonalis speciatim sermonem facturi. Denique potu paulo copiosiori et ad naturam morbi accommodato excretio puris optime et secure adjuvatur.

Sit igitur potus in suppuratione ab inflammatione praegressa ptisana vel decoctum hordei cum melle vel Oxymelle simplici; si pus ortum duxit ex partis debilitate mucosaque excretione, sive Blennorrhoea, gliscente adhuc erethysmo inflammatorio, inter medicamina Ammonium muriaticum praestat bene involutum dosibusque parvis et repetitis, potuique datur decoctum emolliens, vel infusum specierum pectoralium cum parva copia florum Arnicae stipitibusque Dulcamarae. Et inter medicamenta acriora rad. Senegae provide adhibitae locum habent, fert enim haec phthisica affectio saepe asthenica moderatum usum paulo acriorum medicaminum, v. c. Polygalae amarae, quam ad evacuandam Vomicam pulmonalem egregie profuisse haud semel vidi. In exulceratione autem spasticae affectionis effectu mucilaginosa, decoctum Avenae excorticatae, lac tepidum, infusum theiforme seminis Lini recentis contusique, infusiones Chenopodii ambrosioidis, florum Millefolii (minime summitatum), rad. Valerianae medicamenti loco sunt, minime tamen omisso Opii extracto aquoso nec non Hyoscyami. Et parvae Ipecacuanhae doses in his aegrotis puri evacuando egregie saepe inserviunt. Eundem, imo forte majorem laudem hac in re meretur Zincum oxydatum album.

Artificiales autem puris evacuationes fiunt per sectionem ulceraque artificialia, nempe fonticulos, setacea, corticem Mezerei et amplum vesicatorium. *Hippocrates* olim ferrum candens adhibuit, phthisicique pectus pluribus in locis uri jussit. Nunc ad avertendam exulcerationem passim eodem recte utuntur, partim Gossypium in coni formam accensum et paulatim igne deflagrans adhibent, quod moxiburium dicunt; qui urendi modus certe ad dolentissimas pertinet ignis adhibendi encheireses, nec forte recte locum habet, nisi ad discutiendas inflammationes alte infra musculos et circa ossa, in partibus maxime extremis positas, et suppurationem pessimam facile relinquentes. Legendi de his *Pouteau*, *Larrey* et *Rust*.

Incisione vix locus datur, nisi in abscessibus majoribus externis atque in Empyemate. Generatim autem ulceris artificialis certa laus est, quod mature excitatum inflammationem partium reconditarum discutiat, congestiones humorum arceat, plenitudinem minuat atque sic pus generari prohibeat. Pus autem in parte interna jam natum ulcere artificiali evacuari, vix ac ne vix quidem neque per telae cellulosae continuitatem satis intelligitur. Dandum tamen plurimum est summorum virorum observationibus, *Hippocratis*, *Brendelii* et *Pringleii*. Concedendum etiam, suppuratione jam incipiente persistere circa partem affectam inflammationem, quae ulcere artificiali cohiberi possit. Resorbtioni etiam materiae purulentae favere atque sic plurimis nominibus utile esse potest artificiale ulcus. Interim, quum subtractione materiae lymphaticae albuminosae corpus semper debilitetur, facile elucet, tum in affectione phthisica ex debilitate potissimum oriunda, vel cum magna debilitate jam conjuncta, caute in usum vocandum esse artificiale ulcus, tum hujus amplitudinem et puris quod conficit copiam semper ad vires aegroti temperandas esse.

c) Haec indicatio jubet puris benignitati et blanditiei studere. Generatim corporis integrae vires, omnis dyscrasiae morbosae specificaeque remotio, et loci affecti ab omni irritatione vacuitas pus benignum efficiunt, quod ulcus consolidet et veri balsami vulnerarii virtutem exserat. Generatim igitur virium justum moderamen et dyscrasiae, si quae adest, correctio consolidando ulceri maxime opitulantur, atque praeter haec specificis remediis ad pus benignum efficiendum et ulcus consolidandum destituimur. Veteres tamen, observantes Balsama naturalia ad consolidanda externa ulcera saepe valere et incitatione superficiei ulceris bonum pus saepe efficere, horum usum ad interna ulcera consolidanda transtulerunt. Usi sunt Balsamo Meccano, Copaivae, maxime Peruviano sive Indico nigro. Ad eundem finem teste *Dioscoride* Asphaltum laudatum fuit. Haec Balsama in externum ulcus incitando agunt et sic detergentes et purificantes vires exserunt, atque hac ratione a Terebinthina non differunt; interne data a digestivis viribus vix assimilari satis videntur; nihilominus tamen majore dosi data sanguinem facile commovent. Quare prudentiores medici v. c. *Boerhavius* vix supra aliquot guttulas Balsami indici nigri adhibuerunt: hinc a recentioribus medicis, praeeunte inprimis *Tissoto*, omnia rejecta fuerunt, qua in re tamen propter inflammationis metum fere nimii fuisse recentiores videntur; specificam virtutem negaverim. Prodesse possunt etiam propter Acidum gratum benzoicum, quod vehunt, de quo compertum est, et pulmones egregie incitare et nervis amicum esse, unde in phthisica affectione a nervis oriunda certe haud frustra dantur, maxime Indicum nigr. Nonnulla etiam, ut Balsamum Copaivae et Terebinthinae, singulari modo organa uropoietica et intestina afficiunt, atque omnia in membranas mucosas singulari vi agunt, unde etiam in Blennorrhoeis, imo exulceratione illarum partium, justo tempore data, absente nempe inflammatione, si debilitas et torpor locum affectum inprimis occupare videtur efficereque, ut pus tenue serosum secernatur, utilitate non carebunt. Praetulerim tamen plurimis in exemplis Myrrham ad eundem finem laudatam, vel manducatam, (ut *Cartheuserus* suadere solebat ipseque faciebat magno pro salubritate Myrrhae documento, quippe qui ipse habitu phthisicus vitam ad LXX annos prorogavit) vel in extracto aquoso cum Saccharo datam. Nobilis quoque Cortex peruvianus ad eundem finem est, etsi pro vero remedio antipyico minime habendus, in certam perniciem multis ex pulmone phthisicis ad coërcendam Febrim phthisicam olim datus. Hunc externa exulceratio amplior egregie fert, puris genesis eo cohibetur, pus laudabile efficitur, febris coërcetur. Sed inter viscera pulmones omnium minime ferunt, sputa cohibet, angustias spiritus affert novamque inflammationem excitare interdum videtur. Dandus igitur debilibus tantum sub colliquationis, ut ajunt, signis, absente inflammatione sthenica, et nonnisi dilutiori forma, vel Extr. frigide parati. Eodem igitur fere loco habendus, quo cetera amara, Lichen islandicus, Tussilago Farfara, Millefolium. Si vero medicamentum est, quod ulceribus opitulatur bonumque pus efficit, hoc certe Opium est, quod etiam alia narcotica hac virtute longe excellit. Quam egregius externus ejus est in ulceribus ad pus emendandum usus! quam certam efficaciam praestat in cohibendis Blennorhoeis! Sine hoc roborantia remedia raro secure dantur, quorum virtutem etiam in phthisicis certe auget. Dolendum tantum, non nisi prudentissime et minimis dosibus dari posse, quae continuato usu vix sufficiunt, majoribus dosibus longiorique usu vires vel citius consumi. Si Lactucarium ab Americano medico et *Duncano* propositum sopientes Opii vires certe haberet narcoticisque careret, vero profecto solamine, imo haud raro praesidio phthisicorum in eo potiremur. Sed quod apud nos parare jussi, ut narcotica vi certe caruit, ita sopientes vires vix edidit ullas. Forte non in omnibus regionibus Lactucae sativae eadem virtus est, dum teste *Plinio* huic plantae apud Veteres laus fuit, quod somnum invitaret.

d) Superest quarta indicatio, quae studere jubet virium reparationi. Huic non minus difficulter satisfieri, ac ceteris indicationibus omnibus, quisque facile perspiciet: in phthisicis praecipua assimilationis instrumenta plerumque affecta sunt, maxime in Phthisi pulmonali. Destituimur remediis specificis, quae haec organa corroborent. Quae hac in re plurimum promittunt, remedia amara, saepe laudavi. Nihil itaque superest, quam ut tali victu et regimine aegrotis prospiciamus, qualem ferre possint debilitata, imo exulcerata assimilationis instrumenta. De hoc autem victu et regimine, tum corporis tum mentis, quum supra ex instituto praeceperim, curationem tabis generalem exponens, hic iterum adnotasse sufficiat, lac in majore debilitate optimum praebere alimentum, primo asininum tenuius, aut equarum, nec non muliebre, postea caprinum bubulumve, denique ovillum, temperatis quidem illis et dilutis aqua Selterana similique; sumendum autem lac esse tepidum, prout ex animali mulsum fuerit, iteratis per diem vicibus, maxime mane et ante somnum, minori semper, quam ventriculus bene ferat, copia lente et pedetentim sorbillando, veluti per fistulam more Veterum; adjici tamen semper debere aliquid ex tenera carne parum glutinosa ex gallinis, caponibus, vitulo, conchiliorum genere, ostreis, limacibus atque his quidem jure carnis solutis: denique in aëre constante, moderate tepido, minus tenui purulentos versari debere, moveri moderate pro virium conditione ambulatione brevi, vectione in rheda, interdum in equo, vel asino, exceptos quidem omni negotiosa actione et sortis suae securos.

Sectio

Sectio quarta.

De Phthisi pulmonali.

Scriptores.

Hippocrates plurimis in locis praestantissima hodieque semiotica, quae leguntur in maxime genuinis libris, Prognosticon et praecipue Prorrheticon II, ex quibus sumsit *Celsus* plura L. II. c. 7. finem versus.

Aretaei Cappadocis diuturn. morb. L. I. c. 8, ubi inprimis habitus aegroti, Phthisi consumti, vivis coloribus descriptus est, ut pictor melius non possit.

Idem de curat. morb. diuturn. L. I. c. 8. quod quidem mutilum est, sed egregiam lactis commendationem mire disertam habet.

Caelius Aurelianus chronic. morbor. L. II. c. 14, et L. V. c. 10, ubi de Empyemate.

Richard Morton Phthisiologia in Opp.

Thomas Reid über die Natur und Heilung der Lungensucht, teutonice a *Dielio*, 1787.

Antoine Portal Observations sur la nature et le traitement de la Phthisie pulmonaire, recentissima et repetita edit. Paris, 1809. T. I. II.

Duprés Delisle traité de la Phthisie pulmonaire. 1769.

Salvadori del morbo tisico. Triest 1787.

Ryan Untersuchungen der Natur und Heilart der Lungenschwindsucht. 1796.

Storr über die Natur und Heilung der Lungenschwindsucht. Stuttgard 1809.

Chavet de Phthisi pulmonali hereditaria. 1786. Opiniones et medendi methodum continet praeceptoris sui peritissimi *C. Hoffmanni*, medici Moguntini.

Raulin von der Lungensucht.

Murray de Phthisi pulmonali. *Idem* de Phthisi pituitosa, in Opusc. acad.

Darwin Zoonomie, übersetzt von *Brandis*. Hannov. 1795.

Thom. Beddoes Brief an *Erasmus Darwin* über eine neue Methode, die Schwindsucht zu heilen. *Dessen* medicin. Schriften, II Bändchen. 1796.

Busch über die Natur und Heilung der Lungensucht 1814.

Herhold über die Lungenkrankheiten, und besonders in *Harles* Jahrbüchern der deutschen Med. und Chirurgie. Bd. II. Heft 2.

Andr. Duncan Beobachtungen über die unterscheidenden Symptome der drei Hauptgattungen der Lungenschwindsucht nebst ihrer Behandlung. Leipzig 1807.

Southley über die Verminderung, Entstehung und Heilung der Lungenschwindsucht. Leipzig 1820.

Walther über das Wesen der phthisischen Constitution und der Phthisis in ihren verschiedenen Modificationen, nebst der aus diesen fliefsenden Curmethode. Bamberg, 1819.

Laennec de l'auscultation mediate ou traité du

diagnostic des maladies du Poumon et du coeur. T. I. II. 1819.

Dictionnaire des sciences medicales, Artic. *Phthisie*, ubi copiosus scriptorum recensus.

Inter scriptores therapiae specialis, praeter eos, quos in harum lectionum parte generali jam laudavi, inprimis veteres, *Jahn*, *Haase*, *Reymann*.

Divisio ratione originis.

Phthisis pulmonalis vel certae constistitutionis corporis morbus est, vel nonnisi pulmonum: si prius est, *originaria* sive *primaria* dicitur; si ex pulmone tantum nascitur, quoniam hoc semper aliquo morbo vel aliqua laesione praevia fit, *secundaria* dicitur vel *adquisita*. Ad hanc distinctionem, tum in explicanda morbi natura tum in curatione maximi momenti, medicos attentos jam fecit *Mortonus*. Sunt autem etiam morbi, quos longiori intervallo Phthisis haec insequitur iisque tanquam funesta accessio symptomatica tandem accrescit, quo pertinent diuturni morbi tantum non omnes, v. c. Scorbutus, Hydrops, tetra Hypochondriasis, Hysterismus diuturnus. Hanc Phthisin nonnulli *symptomaticam* dixere, certe haud inepte, dum in his exemplis manet morbus, qui primo adfuit novoque augetur tamquam symptomate pravo epigenomeno, ideoque accurate secundaria Phthisis his in exemplis dici non potest. Vere secundaria, morbo priori jam finito, maxime oritur ex toto Pneumoniae genere, ex Haemoptysi, ex Morbillis, Catarrho longiori, ulcere externo, etc. Poteris etiam, cum *Brownii* schola, discrimine non satis acuto, primariam idiopathicam sive universalem dicere et cetera genera ad locales sive topicos aut symptomaticos morbos referre.

I. Maxime memorabilis originaria Phthisis recte etiam dicitur hereditaria et constitutionalis; hereditaria, quoniam per innumera exempla constat, ad prolem in totis familiis, veluti infelici quadam et certa hereditate propagari; constitutionalis, quoniam in his hominibus externo corporis habitu declaratur, eoque singulari et proprio, a vetustissimis medicis, *Hippocrate*, *Celso*, *Aretaeo*, luculenter descripto, quemque ideo habitum phthisicum medici dicunt eumque duplici generis esse adnotarunt.

Facies his hominibus est pulchra, ovalis, cutis tenera, genae roseae circumscripto rubore, capilli saepius nigricantes, dentes candidi nitentes que, pupilla ad lucem minus irritabilis, oculi saepius brunnei, collum longius, thorax compressus, humeri elatiores, scapulae exstantiores, quas alatas dicit *Aretaeus*. Adolescentes narium Haemorrhagias frequentes experiuntur, satis tamen sani degunt, donec ad juvenilem pervenerint aetatem: tunc annis fere aetatis XVIII — XXV, imo ad XXX usque in Haemoptysin incidunt, quae repetito insultu exulcerationem in pulmonibus relinquit Phthisinque declarat hactenus insanabilem.

Sed in his alii sunt, a prima infantilique aetate habitu singulari scrofuloso notati, qui ad Phthisin pulmonalem aeque fere perveniunt, eamque tum haereditariam interdum, tum certe constitutionalem. Sed alius in his morbi declaratur decursus. Habitus etiam in hac morbi specie alius corporis est, nempe scrofulosus. Qui saepenumero in infantibus jam deprehenditur frequente Blepharophthalmia, Otorrhoea, iisque aegritudinibus, de quibus jam sermo fuit, quum de Atrophia scrofulosa diceremus. Praeterea iis saepe tument labium superius et nasus, occiput prominet, maxillae latiores sunt, musculi et cutis laxa, sed tenera, facies pulchre rubens, capilli saepius flavi, oculi caesii fere cum pupilla ampliori. Facies tamen interdum tumidiuscula et decolor fere cachectica. Hi, diathesi scrofulosa sub pubertatis annis non penitus victa et deleta, si ad juventutem sive primam virilem aetatem deveniunt, imo interdum serius, frequentibus pulmonum Catarrhis implicantur, unde fallaci longioris Catarrhi specie in Phthisin incidunt trachealem et pulmonalem, nec non tuberculosam interdum.

Ex iis, quae hactenus adnotavimus, satis elucet, Phthisin pulmonalem quidem generatim esse cum exulceratione, ita tamen, ut in Phthisi hereditaria sive originaria, phthisica affectio longe prior adsit et exulcerationem praecedat. In his igitur vera morbi natura exulceratione pulmonis, morbi potius effectu, non continetur. Ne de sonticis illis exemplis loquar, ubi haud obscura Phthisis vestigia adfuerunt, longa inprimis copiosaque purulenti humoris per sputa rejectio, nulla tamen deprehensa fuit in extispicio pulmonum exulceratio.

Divisio a sede morbi vel loco affecto.

Enimvero ut Phthisis ex Haemoptysi oriunda eaque originaria ad vasa sanguifera, maxime pulmonalia, pertinere videtur: ita scrofulosa ad vasa glandulasque lymphaticas, maxime conglobatas, tum etiam simpliciores. Jam mox hanc mox illam systematis lymphatici provinciam morbum praecipue occupare experientia docet. Quod si praecipue fit a teneris etiam annis in pulmonibus, haud absonum fuerit credere, hanc debilitatem in pulmonibus subinde hereditariam etiam esse, quod etiam experientia exemplis haud adeo paucis docere videtur; ita tamen omnino, ut morbus in longe plurimis exemplis ex constitutione corporis videatur, quam hereditate propagatus. Certe satis magnam similitudinem horum esse videtur quoad habitum, qui ex vasorum glandularumque lymphaticarum in pulmonibus vitio Phthisin jure metuunt, cum illis, quibus Phthisis originaria ex vasorum sanguiferorum in pulmonibus affectione instat; plerumque capillis flavis oculisque caesiis, pupilla ampliore, faciei pallore, facile tamen sanguine efflorescentis, magnaque cutis fere pellucidae teneritudine distinguitur eorum habitus, qui in Phthisin scrofulosam proni sunt. Quod autem utrique in pulmonibus alunt vitium, quo certa aetate in infelicem sanae fabricae pulmonalis metamorphosin ruunt, in utrisque parum diversum et quoad effectum fere idem esse videtur.

Notamus, Phthisin hereditariam, quam brevitatis caussa venosam dicimus, acutam satis et si orta fuerit, celeriter decurrentem, floridam dici acutamque (*gallopirende*), dum lymphatica ejusqus praecipua species scrofulosa non adeo celeriter trucidet et longiorem Phthisis catarrhalis pituitosaeque decursum subinde habere soleat. Sed quae in trachea maxime insidet, in junioribus satis citum decursum haud raro habet. Phthisis, quam dicunt tuberculosam (olim praecipue hoc nomine insigniverunt), quippe a pulmonum tuberculis natam, non unius generis esse videtur; nam recte jam pridem observavit *Baglivus*, ex solitario tuberculo, sive solitaria induratione, quam Pneumonia reliquerit, cum tussi sicca ingrataque sensatione fixa in pectore nasci, dum hoc tuberculum aliquo modo irritatum inflammationem concipit, quae in pus vertitur. Sed in Phthisi tuberculosa plurima, imo saepe innumera tubercula, partim cruda, partim pus secernentia minoresque vomicas plures formantia, ramo tracheae, in quem purulentum humorem effundunt, vicina, singulari naturalis pulmonum fabricae metamorphosi conspicua, in pulmonibus inveniuntur. Haec optime descripsit ex innumeris extispiciis secundum ortum et progressum *Laennecus*; ut fere credibile sit, in hac deformatione fabricae pulmonum sitam praecipue esse Phthisis tam hereditariae quam constitutionalis ejusque scrofulosae naturam. Saepe in his externae lymphaticae glandulae tument, ut igitur haec tuberculosa, ut vocant, Phthisis ad scrofulosam potissimum referenda sit.

Signa Phthisis scrofulosae et tuberculosae.

Ceterum hanc Phthisin tuberculosam et scrofulosam comitatur, vel rectius primo distinguit tussis sicca molestaque cum sputo pauco spumoso, facile subsequente in junioribus Haemoptysi non adeo gravi. Postea sputa fiunt repetito maxime insultu purulenta et febricula consociatur. Qui autem senio jam propiores in hanc Phthisin deveniunt, molestiam asthmaticam fere persentire solent. Adsunt dyspnoea, ingratus in pectore sensus, tussis sicca, sputa parca, spumosa, interdum parum sanguinolenta, caseosa, foetentia, ut in tracheali.

Signa Phthisis trachealis.

Memoranda est alia Phthisis, trachealis nempe, quam vulgo *Luftröhrenschwindsucht* vocant. In hac titillatio et perpetuus fere ardor in aliquo arteriae asperae loco ab initio adesse et per totum morbum fere persistere solet, cum raucitate et vocis exstinctione, cum aliqua angustia et anxietate inter respirandum. Febris, per notabile saltem tempus, abest, aut saltem perexigua est, ut vix aegrotum male habeat. Adest plerumque faucium rubor aliquis aegrotusque salivam tantum exspuit. Sic morbus saepe sat lente incedit, sed demum nata manifesta suppuratione hominem lente consumit. Rejiciunt mature sputa veluti milii grana, colore grysea, friabilia, intus valde foetentia. Et haec Phthisis plerumque ad scrofulosam pertinet, cujus rei indicia saepe satis luculenta in tonsillis externisque colli glandulis deprehenduntur; solentque in his aegris fauces, vel ante natum morbum, una cum larynge et trachea valde sensiles esse, unde ex levissimo refrigerio in Catarrhum harum partium incidunt. Minime tamen negaverim, et catarrhalem rheumaticamque affectionem imo et hanc trachealem Phthisin hominibus inferre posse, in quibus tamen seminio ad hunc morbum plurimas partes defero.

Signa Phthisis pituitosae.

Denique est Phthisis pulmonalis, quam pituitosam dicunt, quoniam cum longa rejectione sputorum pituitosorum est, quae pededentim puri similia, demum vere purulenta fiunt. Atque tunc morbus in Phthisin ulcerosam transit, quum antea puriformia sputa ex lympha coagulabili et muco tantum nasci videantur. Initio igitur morbus veluti Blennorrhoea pulmonum est, unde ex frequente et diuturno Catarrho subnasci videtur. Aegroti majore debilitate instrumentorum reproductionis affecti sunt, ita ut morbus haud raro ad Phthisin ex hypochondriis referendus sit, quam descripsit *Schroederus*. Hi aegroti sputa admodum varia variaque concrementa albuminosa et lymphatica tussi rejiciunt interdum (Cf. *Murray* de polypis arteriae asperae). Haec concrementa ut bene cognoscantur, sputa aqua excipienda sunt, quod quidem in examinandis omnibus sputis fieri deberet, adhiberique ad hoc examen aqua pluvialis vel decocta, sed medicorum negligentia plerumque omittitur. In hac Phthisi morbi initium, progressus totusque decursus considerandus est. Observatio docuit, alias excretiones mucosas his aegrotis saluti fuisse v. c. longum narium Catarrhum, Fluorem album, Haemorrhoides mucosas; egoque certe haud semel observavi, ex intempestiva Fluoris albi et Haemorrhoidum curatione hanc Phthisin ortam esse. Cf. *Hippocratis* aphor. Sect. IV. 12.

Hae Phthisis divisiones, si quidem primam aliquo modo excipere velis, originariam inter et acquisitam omnes tantum empiricae sunt, praestantissimae tamen, non solum quoniam verae theoreticae propter incognitam interiorem morbi naturam non habentur, verum maxime, quoniam morbi diagnosin ejusque etiam sub primo morbi initio curationem faciliorem reddunt.

Ad haec pracipua genera species etiam, sive varietates facile revocantur, puta catarrhalis, a Catarrho neglecto inepte curato, rheumatica, arthritica, syphilitica, morbillosa, variolosa, ab ulcero externo, lactea, ab exanthemate chronico, haemoptoica, a vomica clausa, ab Empyemate.

Signa Phthisis nervosae.

Nervosam Phthisin pulmonalem, a *Walthero* nuper luculentius descriptam, generibus morbi addendam suo loco, quum de Febre phthisica diceremus, commemoravimus. Maxime in feminis vidi hystericis juvenculis, aliquoties in juvenibus cum omnibus extremae sensilitatis signis. Tussis primo vel catarrhalis longior, vel sicca spasmodica, cum qua subinde aliquid sanguinolenti rejicitur, unde demum manifesta in pulmone suppuratio. Phthisis, quae Asthma nervosum, sive spasmodicum insequitur, ejusdem indolis est. Phthisis, in quam hypochondriaci tandem incidunt, partim ad nervosam, partim ad mucosam, eamque quam proprie ex hypochondriis dicimus, pertinet.

Phthisis pulmonalis incipientis symptomata communia ejusque decursus.

Haec sunt praecipua Phthisis pulmonalis genera, quorum quodque propriis signis distinctum est a me adnotatis. Sed praeterea nosse oportet communia totius hujus morborum generis symptomata, quae et inserviunt morbo vel e longinquo cognoscendo, ut consilia properemus, vel morbi magnitudini et gradui recte aestimando, ne in prognosi fallamur. Quod in hoc morbo utique fieri potest, quum lente incedat, aegrotique adeo parum rebus suis diffidant, ut facile medico minus perito attentoque suam persuadeant securitatem.

Prudentior medicus prima signa ex aegroti constitutione et habitu desumet, an seminium aliquod aut diathesin ad hunc infelicem morbum prodant, necne. Deinde morbos haud adeo pridem perpessos explorabit et, quam forte pulmonibus vitiositatem intulerit, ponderabit. Sed praesente vel aliqua ad hunc morbum proclivitate, ex magna sensilitate et irritabilitate viscerum spiritualium deprehendenda, haec fere symptomata prodibunt et sese ordine quodam excipiunt. Adsunt frequentes affectiones rheumaticae seu Rheumatalgiae, maxime in maxillis, dentibus, collo et pectore, porro frequentes affectiones catarrhales cum raucedine, tussi eaque et diuturna et ex levissima occasione recidiva, sub inspiratione facile excitata. Ardorem aliquem in pectore sentiunt, transitoriosque vel momentaneos dolores, uno veluti ictu thoracem pervadentes. Lingua valde pura et praerubra esse solet, vel tenuisissimo raroque veluti muco obducta. Pulsus semper citatiores sunt, atque a cibo vel leviori corporis motu frequentiores fiunt. In sudores proni sunt aegroti. Demum, nisi praegressa fuit Haemoptysis, sputa tussi rejiciunt subdulcia vel salita, mox puriformia, tandem purulenta. Jam hecticae Febris vestigia paulatim luculentiora fiunt, quae mox in manifestas accessiones augentur, matutino inprimis sudore, maxime in collo, facie, thorace finitas. Ex quo tempore debililitas quotidie major maciesque sub tussi nunc fere perpertua ingruunt, ut fere per totum diem extra lectum non esse possit aeger, qui orthostadius semper esse cupit atque, ut sit, animi constantia mira efficit, saltem efficere studet. Nunquam enim spem vitae deponit sputaque sua et debilitatem et febrilem aestum ex muco abdominisque visceribus declarat, atque licet appetentia ciborum careat, ad cibum sumendum se cogit, ut vires instauret. Sed debilitati in dies majori succedunt Aphthae in ore, Ptyalismus, sudores colliquativi per noctem, Diarrhoea colliquativa et cadaverosa. Sputa stagnant, anxietates accedunt majores. Felicissimi subito exstinguuntur. Alii plures per horas miserrimam agoniam ducunt.

Tria morbi stadia.

In toto hoc morbi decursu tria satis distincta observare licet stadia sive tempora:

I. Primum Phthisis pulmonalis incipientis, cujus symptomata praecipua indicavimus. Hoc stadium quidem generatim inflammatorium dicere licet, ita tamen, ut interdum v. c. in Phthisi florida vel festinante inflammationis signa valde conspicua sint et Phthisin acutam ejusque celerem decursum denotent, adeo ut venae colli saepe insigniter turgeant; saepius autem lenta tantum inflammatio eaque latentior, modo remissior, modo impetuosior deprehendatur; alias denique, ut in Phthisi asthenica nervosaque, erethysmus potius quam inflammatorius status adsit. Quo etiam fit, ut hoc primum tempus modo celeriter decurrat, modo in longius protrahatur, remittente sese haud raro sub apto regimine et curatione a sua vehementia, morbo et vel plurium hebdomadum, imo mensium inducias interdum iterato dante.

Secundum

II. Secundum tempus morbi confirmati est, exulceratione nempe perfecta et pure rejecto. Hoc tempore Febris vere phthisica valde luculenta fit et duabus accessionibus, meridianis fere et vespertinis horis, distincta. Rejectio puris per sputa varia copia, varia indole; saepe, his liberis et satis copiosis, magnum pectoris per aliquod tempus lenimen. Ciborum appetitus satis adhuc bonus. Hinc et hoc tempus pro omnibus recensitis conditionibus et brevius et longius esse solet. Generatim in valde juvenibus satis breve, in senioribus in aliquot annos, interjectis semper aliquot remoris, protrahitur.

III. Tertium denique tempus morbum desperatum exhibet, colliquativum stadium, sive Phthisin consummatam cum symptomatibus colliquativis, Febre phthisica fere perpetua, macie summa, defectu virium ingente, unde animi deliquia, capillorum defluvium, pedum manuumque aliquod Oedema. Sputa iterato supprimuntur; Diarrhoea colliquativa paucis ante mortem diebus accedere solet. Tandem plurimi quidem placide et inopinato exspirant, pauciores suffocantur. Saepe conscientia perfecta adest ad mortem usque. In aliis mentis sensuumque vigor paucis ante mortem diebus perit, delirant, sed blande et jucunde. In plurimis mira et constantissima spes brevi rediturae salutis.

Hic generatim est morbi decursus, qui paulo alteratur in haemoptoïca Phthisi, ubi priores Haemoptysis accessiones satis bene sanantur et Febris phthisica arcetur, redeunte tamen fere semper, etiam post annos, morbo et tandem in Phthisin terminato; porro in Phthisi post Pneumoniam, ubi vomicae primo parantur, quae per aliquod tempus clausae sunt, demum rumpuntur. In his, clausa adhuc vomica, spiritus angustia, molestia veluti comprimens cum aliqua gravitate in pectore, tussis sicca fere perpetua, decubitus in affecto latere plerumque melior, anxietas major saepe accedens, donec post aliquot septimanas plerumque (XL dies definivit *Hipp.* vide Prorrhetic.) ocyus serius rumpat, pure vel per tracheam subito majorisque copia evacuato, imo pulmones obundante et aegrotum illico suffocante, vel pure in pleurae saccum effuso, unde Empyema, vel abscessu externo erumpit. In Empyemate angustia pectoris augetur maximopere. *Hippocrates* ex commoto thorace fluctuationem, *Auenbrugger* ex percusso thorace obscuriorem sonum percipere voluerunt. Accedit Oedema in latere affecto faciei, dorsi, regionis lumbaris, manus. Dum abscessum externum natura parat, saepe inter costas expansio sive tumor elasticus sentitur, multoque major ibi corporis calor.

In Phthisi tuberculosa atque hinc utplurimum scrofulosa symptomata peculiaria adsunt, quae jam diximus, maxime singularis in sputis qualitas, ut granulosa, foetentia sint, vel paulo duriora et fere cretacea vel polyposa rejiciantur. Sed ab accurato observatore tum in acutiori tum in lentiori morbi decursu, quando, ut in tuberculosa, morbus per tempus aliquod quiescit, et denuo nova alicujus tuberculi inflammatione primum stadium incipit, tria tamen illa tempora distingui possunt.

Cadaverum Extispicia.

Extispicia pro varia morbi natura varia docuerunt. In originaria Phthisi mirus laetusque musculorum rubor; tubercula plura, imo innumera variae magnitudinis et substantiae modo cartilagineae, fere osseae, cretaceae; tota fabrica mire mutata, tubercula pus continentia adhuc clausa, minores plures vomicas formentia in proximam dilatatum ramum arteriae asperae pus effundentia. Haec apud *Laennecum* inprimis legenda sunt. In Phthisi post inflammationem nata pulmonum coalitus cum partibus vicinis, pleura, diaphragmate, pericardio, hepatisatio quam dicunt, et aliis locis pulmonum emollitio, denique seri etiam sanguinolenti in saccos pleurae effusio. In Phthisi scrofulosa tum glandulae mesaraïcae saepe simul affectae, tumidae, durae, imo pus hinc inde alentes reperiuntur.

Caussae occasionales.

Jam de singularibus Phthisis pulmonalis caussis dicendum est, occasionalibus quidem, nam de proëgumenis sive praedisponentibus supra jam copiose diximus, quum de seminio hujus morbi originario, hereditario, constitutionali et acquisito sermo nobis esset. Caussae autem occasionales sive potentiae nocentes ad eas revocari possunt, quae aut mechanice aut chemice nocent, aut singulari modo nobilissimi visceris vitalitatem ejusque effectum fabricam afficiant eamque in morbosam vertant. Vix operae pretium fuerit, adnotare, ad priores pertinere laesiones thoracis, quibus pulmones vario et incongruo motu valde agitentur, commoveantur atque sic debilitentur; ad posteriores referendum inprimis esse, quam respiramus, iniquam qualitatem et temperiem, quae efficit, ut nonnullis in locis hic morbus et frequentior et funestior esse soleat. Praeterea acore inprimis aër pulmonibus nocere videtur, ut videmus in aceti coctoribus iisque, qui aquam fortem parant. Continet etiam aër ceterum respirabilis pulverem platearum, qui mechanice pulmones laedit morbumque in nonnullis majoribus urbibus adeo frequentem et funestum efficit.

Ex omnibus his occasionalibus caussis sat bene intelligitur, cur pulmonum morbus, localis nempe, nascatur; minus autem, quomodo illa subnascatur tum totius corporis tum pulmonum laesa vitalitas, quae acquisitum seminium ad hunc morbum continet. Haec certe a morbis nonnullis nec non a vitiis nonnullis in victu et regimine proficiscitur. Ad morbos refero frequentiores Pneumonias (etenim una etsi gravior vomica pulmonis quidem phthisicum morbum proferre poterit, minime singularem ad Phthisin diathesin), Catarrhum frequentem et longiorem, Tussim diuturnam, inprimis clangosam, Exanthemata serpiginosa cum diathesi tamen scrofulosa saepe conjuncta; inter Exanthemata acuta maxime morbillosum; Hysterismum, qui saepe diuque vehementioribus spasmis suffocationeque propria pulmones exercuit; Chlorosin cum mensium anomalia, inprimis cum frequentiori sanguinis rejectione per pulmones. Quoad regimen, quae motu, cursu, exercitatione, vel thoracis etiam compressione pulmonibus mechanice vim inferant Haemoptysinque provocent, satis nota sunt; sed forte saepius vita sedentaria nonnullorum opificum, vita literaria eruditorum cum Hypochondriasi pertinaciori pulmones debilitant et diathesi ad Phthisin vitiant. Vitae genus ad temperantiam minime adcommodatum, vini spiritusque vini abusum eundemque in re venerea, ad quem proni esse solent, qui ad Phthisin seminium alunt ipsique phthisici, pulmones valde infirmare, satis notum est. Sed haud minus attentionem meretur, ex nimis parco tenuique victu junioribus praesertim idem fere hujus morbi periculum subnasci, atque inter illud civium genus, quod lautiori paulo victus genere utitur et carne maxime vescitur, verbi caussa laniones, morbi exempla satis rara reperiri.

Caussa proxima.

Vidimus de caussis Phthisis pulmonalis tam proëgumenis, quam occasionalibus. Jam explicanda venit caussa hujus morbi proxima, quae tamen, quam parum accessa sit, saepius monui. Qui olim ex inflammatione suppurationem relinquente explicuerunt hodieque iterum explicant, si vel iis maxime dederimus, pus non nisi praevia inflammatione nasci posse, parum tamen explicabunt: non quidem, unde fiat, ut in certis hominibus pulmones in inflammationes adeo proni sint, sed cur in certo tantum hominum genere has inflammationes, etiam mitiores, suppuratio insequatur adeo facile et constanter. Febrem autem phthisicam nec ex pure resorbto, nec ex partis albuminosae per suppurationem defectu et consumtione nasci, vel ex eo satis elucet, quod Febris phthisica suppurationem longius saepe praecedat, ipsaque illa febris suppurationem efficere videatur.

Medicorum veterum plurimi putarunt, sanguinem in pulmonibus respiratione non solum refrigerari, verum etiam veluti a fuligine quadem depurari. Hinc recentiores nonnulli pulmones pro instrumentis depuratoriis, instar cutis, hepatis etc. habuerunt, morbumque ex eo declararunt, quod pulmones huic officio suo non facerent satis, ideoquo materia relicta exhalanda, phlogistica, ut olim, carbonica et azotica, ut deinde placuit, visceris irritationem, inflammationem, suppurationem totiusque corporis tabem explicarunt. Sed ne de eo dicam, quod illa fuligo sive ille carbo tam copiosus non esse videatur, ut olim visus fuit, nec sanguis phthisicorum carbone abundet, et haec opinio minime declarat, cur in certis hominibus huic officio suo depuratorio pulmones non respondeant, et quomodo vel a natura inhabiles sint, vel certa aetate inhabiles fiant. Recentissimi igitur, praeëunte quidem *Beddoes* et *Darwin*, contrariam opinionem amplexi sunt morbumque declararunt ex nimia acidificatione sanguinis in pulmonibus, qui quidem oxygenium ultra modum attrahentes sanguinem efficiant nimis vasa exstimulantem: sic ex irritatis vasis fieri vel sanguinis vel seri lymphatico-mucosi exsudationem, vel horum humorum non sufficientem per vasa lymphatica resorbtionem, atque hoc modo demum pus produci. Sic declarant velocem sanguinis circuitum, floridum faciei in iis colorem, qui ad hunc morbum dispositi sunt, genesin morbi ex inspirato acore minerali, citiorem morbi progressum in aëre montano subtiliori, aegrotorum levamen in atmosphaera contraria prope mare; nec non, cur opifices, qui maxime vitam degunt in aëre mephitico, azotico et carbonico potiori, ut laniones, vel qui calcem urunt, a Phthisi fere immunes sint. Utuntur porro exemplo gravidarum phthisicarum, quae sub graviditate morbi sui vix ullam molestiam sentiunt, donec pepererint, derivato nempe oxygenio sub graviditate ad foetum. Praeterea autem, quod hic petitio principii subsit, merito quaeritur, cur gravidarum e vena missus sanguis crustam inflammatoriam, quae ex abundantia Oxygenii declaratur, tantum non semper ostendat? quaeritur, quid efficiat, ut ille sanguis oxygenio dives pulmones prius non laedat, nisi postquam homo aetatem annorum XVIII — XX — XXX attigerit. Praeterea multa in ingeniosa opinione precario assumi, dum oxygenii copia in atmosphaera eadem fere quantitate ubique adsit, et hanc rationem (*Verhältnifs*) nunc physiologi longe alio modo proponant. Sed ad experientiam etiam provocant docentem, aërem carbonatum, azoticum phthisicis saluberrimum fuisse; inde declarant utilitatem stabuli bovilli (*Bergius*) et si aratrum agricolae sequitur phthisicus. Inspirare jusserunt aërem carbonicum (*Mühry* de aëris factitii inspiratione, Gotting.), atque certe hujus aëris inspiratio, si sine molestia fit, ut in fontibus medicatis nonnullis, v. c. in *Eilsen* nonnullisque aliis, et prope sulphuricas thermas, Febrim hecticam imo phthisicam minuit, pulsum efficiendo tardiorem. Ex quo tamen de natura morbi nil concludi poterit, quum acores etiam hanc febrim saepe minuant. Eo tamen progressi sunt, ut (*Gardiner* Medical Commentar. 1795, postea *Buschius* aliique plures) Hepar sulphuris vel solum vel cum carbone satis magna quantitate (*Gardiner* ad drachm. semis. quater vel quinquies quotidie) aegrotis darent aqua calida solutum; prudentiores ad ad gr. x omni bihorio porrigunt. Nocebit tamen certe in Phthisi florida, haemoptoïcis, haemorrhoidariis, feminis large menstruatis.

Mutarunt recentissimi (*Herhold* l. c.) haec de praevalente oxygenio in sanguine phthisicorum, et hanc sanguinis acidificationem, ut ita dicere liceat, ex eo declararunt, quod in phthisicis sanguis venosus non satis in oeconomia animali desoxydatus ad pulmones, quos ideo irritat, revehatur. Possunt argumentum petere ex passione viscerum abdominis in phthisicis longe plurimis, nec non ex efficacia acidorum v. c. aceti ad Phthisin generandam. Ceterum ab opinione priorum tantum recedunt, origine acidi sanguinis aliunde petita; in praxi ad eadem remedia antacida refugiunt.

Enimvero, quum omnes illam metamorphosin in pulmone non explicent, ex qua morbus originarius primam originem ducat, ex mea quidem sententia veram morbi proximam caussam nemo hactenus docuit. Ut toti corpori sua est evolutio ad perfectionem usque ad certam aetatem adstrictam, ita quoque singulis partibus esse videtur, aliis ocyus, serius aliis. Definita aetas pro pulmonibus esse videtur juvenilis aetas: tunc vel prorsus confirmati fabricam suam incolumem servant ad senium usque, vel propter interiorem et reconditam labem sanam fabricam tueri nequeunt et in morbosam mutantur. Sed et sic aliquo modo intelligimus, quod fiat, minime autem quomodo. Quae omnia si mecum reputo, mihi certo indicio esse videntur, omnibus his opinionibus, nec ulli inter eas, curationem superstrui posse. Fatetur quoque ipse *Beddoes* in epistola, probitate non satis laudanda, tentamina cum methodo sua hactenus instituta ad curationem parum successisse; monet continuanda et inprimis ad prophylaxin instruenda, et diaeteticis praesidiis rem potissimum peragendam esse: sapienter profecto! sed jam pridem *Boerhavius* monuit, in prophylaxi omne morbi praesidium versari, ita ut, nisi in Phthisi hereditaria et originaria morbus arceatur, frustranea prorsus sint Phthisis jam ortae curandae consilia.

Curatio.

Medici igitur, curationem morborum tabificorum generatim satis edocti, in curanda Phthisi pulmonali hae erunt partes: ut I) prophylaxi morbi studeat,

II) suppurationi obicem ponat, et
III) symptomata mitiget.

I. Prophylaxis, quae sola securitatem et salutem promittit, ut semper magnis difficultatibus implicita est, ita hodie adhuc incertior esse videtur, quum problema offerat olim incognitum ejusque conditionis, ut fere quisque de eo solvendo non possit non desperare. Quo modo enim efficiemus, ut certa aetate in morbosam fabricam pulmones non mutentur et sponte abeant? Non sufficit hodie, communibus praesidiis avertendae studere Haemoptysi, quae aut averti non potest, si pulmonum morbositas jam fieri coepit, aut si avertitur, morbosa fabrica non minus perget, ut fere quotidie fieri videmus absque praegressa Haemoptysi in Phthisi scrofulosa. Supersunt quidem consilia, quae tamen ut exequatur, in medici potestate non sita sunt, immo ne quidem in potestate magistratuum, certe non omnia, quippe honestae civium libertati contraria. Princeps praesidium foret ad morbum funestum latius se semper propagantem coërcendum, si phthisici aut phthisica constitutione evidente affecti, inprimis viri, a matrimonio prorsus prohiberi possent, etenim a matribus ad prolem satis raro propagatur. Morbi quoque seu potius diatheseos cognitio in puella difficilior, quam in juvene. Saepe pro phthisica habetur puella, quae non nisi chlorotica est et in matrimonio optimum habet remedium. Nihilominus tamen, si quae diathesis ad hunc morbum vere adest in puella, ab inito matrimonii, aut mediante graviditate aut sine illa, vel ex concubitu forte relatione virium nimio, in insanabilem Phthisin incidit. Infantis autem, in quo hereditarium morbum recte timemus, statim provida cura esse debet, ut prophylaxis vel ab incunabulis vere incipiat. Infans, imprimis si mater Phthisis suspecta est, tradendus est sanae, robustae et rusticae nutrici. Deinde puerum et adolescentem rure educari necesse est; exerceantur quotidie sed moderate in aëre aprico; victus sit simplex, sed pro ratione aetatis roborans et nutriens. Ceterum inquirendum, num labes potius metuenda ex vasorum sanguiferorum irritabilitate sanguinisque abundantia, an propter labem scrofulosam? utrumque habitus peritum medicum docet. Illi lacte et fructibus potissimum vescantur, carne non omnino vetita sed parcius data; hi contra plenius nutriendi sunt: illorum vestitus levior sit et aqua egelida quotidie laventur, maxime pectus; hi balneis ex more tepidis primo, etiam martialibus utantur, donec adolescentiae propiores mari committantur; tamen vestitu paulo calidiori utantur. Ceterum hac aetate balneorum usus securior est; quicunque vero vel Phthisis primis initiis implicantur, in his omnium balneorum usus valde providus et meticulosus esse debet; plurimos ex balneorum usu citius periisse vidi. De exercitationibus quidem jam dixi, moderatas esse debere, ut, quod quisque facile intelligit, evitentur omnes, quae pectori facile vim inferunt, lucta, cursus (*Turnkünste*) saltatio, cantus et instrumenta musica, quae reguntur thoracis actuositate. Lectio pectus confirmat clara voce, quotidiana quidem, sed non nimis longa. Equitatio moderata totum corpus confirmat, ambulatio omnibus praeferenda. In republica bene constituta, etiam apud nos lege jussum est, phthisicorum vestes, ex pellice praecipue, lana et gossypio, post mortem infelicium igne delendas esse, prudenti sane consilio. Dolendum tantum, legem non satis stricte observari. Medicorum foret, monere hac de re cognatos et amicos, qui saepe ex ignorantia peccant.

II. Curatio suppurationis. Haec quidem vel incipiens est, vel perfecta et confirmata. In illa tantum aliqua salutis spes superest, in hac valde exigua. Si tantum morbus pulmonis est, ut post Peripneumoniam pus in vomica majore minori collectum haereat, dummodo felicem exitum extrorsum habeat, plures servantur vomicaeque coalescunt; atque etiamsi non ex integro coaleant et statis temporibus novum pus separent et evoment, non facile Phthisin adducunt. Novi feminam, quae vel a X annis quotidie haud parcam vim foetidi puris violenta tussi rejicit, ceterum sanam et vegetam. Novi aliam, cui ex sterno alaudae in asperam arteriam dilapso aliquot per annum vomicae generentur, donec tandem sternum alaudae binis in segmentis divisum fuerit rejectum: nihilominus tamen ex illo tempore vomicae non perfecte coaluerunt, sed quotannis aliquoties pure replentur et pus rejicitur; speciosa tamen femina

est

est, imo obesa, in qua tantam pulmonis labem suspicatur nemo. Ceterum in utraque femina morbus tantum pulmonis est, constitutione phthisica prorsus vacat utraque.

Fit interdum, quod experientia docuit, ut a nova Peripneumonia feliciter sanata pristina Vomica coalescat. Tunc certe, si jam per paulo longius tempus Vomica adfuit, de ulcere artificiali mature cogitandum est. Porro aegrotus servari potest in Empyemate, si natura vel arte puri satis maturus exitus paratur; quod etiam in Vomica pleurae interdum fit, quum natura pus externo abscessu evacuat. Sciri tamen debet, vix ex integro sanari hominem, cui hoc contingit, quoniam illa pleurae Vomica penitus non coalescit, sed post tempus aliquod interjectum pus denuo colligit et evomit. Interea vires tamen et carnes sic instaurantur, ut molitorem viderim laboriosissimam operam facile perficientem tempore, quo hoc abscessu vacaret, quem tunc pro fonticulo natura parato habemus, apertumque potius servamus, aut ab initio morbi largo fonticulo aut setaceo cavere studemus, quod tamen vix succedet. Ceterum, aperta pulmonis ipsius Vomica pureque emisso commodo situ, potu molli ex decocto Hordei vel Althaeae vel Avenae excorticatae cum melle, victu ex lacte summaque quiete aegroti curandum est, ut pus penitus evacuetur et Vomica coalescat: quod ita fieri absentia febris inprimis declaratur. In hoc morbi genere Polygala amara in decoctione sat liberaliter data magnam laudem tulit, quam meruisse interdum non prorsus negaverim; moneo tamen, hisce in exemplis naturae deberi plurimum, nec adeo liberalem ad nonnullas uncias quotidie in decoctione usum aegroti opitulari posse, quum radices acrimonia non careant, illa Senegae quidem multo inferiori, ejus tamen perquam simili, ut vix crediderim veram Polygalam adhibuisse, qui primo commendarunt. Denique aegroti corpus legitimo lactis usu per plures septimanas continuato optime confirmatur.

Si vero in Phthisi originaria pus tandem secerni incipit, primo medici officium eo valde difficile fit, quod suppuratio clanculum subnascatur, ut initium suppurationis fere tantum deprehendatur ex molestiis circa pectus auctioribus, dolore acutiore fugitivo, febre paulo auctiori: si haec omnia cum praegressis conferantur, credibile tunc utique est, inflammationem subesse in loco pulmonis affecto, plerumque latentem et lentam; quod interdum etiam indicat calor extrinsecus prope partem affectam major. Hinc ad antiphlogisticam methodum medici confugiunt, quod utique recte fit, si fiat prudenter, eo nempe consilio, ut resolutio inflammationis et sic dissipatio incipientis suppurationis sperari possit, quae maxime fit resorbtione. Ad hanc excitandam et facilitandam omne medici consilium dirigendum est. Minime igitur aegrotus sanguinis missione, vel purgante medicamento ita debilitandus est, ut resorbtioni locus non sit. Tunc enim certe genesis puris ejusque minus benigni magis prohibetur, quam cohibetur. Perpendendum est, vires aegroti ex morbo, quem jam pertulit satis debilitatas esse. Itaque sanguinis missio e vena fere tantum locum habebit in Phthisi vasorum sanguiferorum sive florida in qua inflammatio minus obscura esse solet, repetenda interdum minori sanguinis mittendi copia. Ceterum experientia satis docuit, parum profici etiam in hac Phthisi missione sanguinis frequenter repetita, etiamsi corium pleuriticum sanguis ostendat; nil sane proficitur, quam quod aegrotus citius fato cedat. In ceteris Phthisis speciebus Hirudines sufficiunt, quae etiam saepius secure admoveri possunt. Protinus vero ulcus artificiale prope sedem affectam excitandum, vel fonticulo majore vel, quod praestat, setaceo. In Phthisi diuturna nec non in debilibus lymphaticisque utimur vesicatorio, quod deinceps in ulcus vertimus. Veteres, ut ex *hippocraticis* monumentis constat, pectus pluribus in locis perusserunt leviter.

Sed simul resorbtio internis remediis excitanda, quorum selectus secundum naturam morbi et irritabilitatem atque sensilitatem aegroti fieri debet: in inflammatoria Ammonio muriatico depurato, quod etiam ad pituitosam egregiae utilitatis est, cujus virtus saepe augenda tantillo Camphorae et pulveris florum Arnicae; in scrofulosa prudente Mercurii dulcis et Digitalis usu: in rheumatica affectione Aconito, in nervosa prudente Opii et Hyoscyami et forte Aquae Laurocerasi usu. Justo tempore addenda mitissima resolventia et roborantia, etiam ad morbi naturam adcommodata, sed sine adstrictionis nota, ex Graminis, Marrubii,

Cardui bened. Extractis, ex Tussilagine Farfara, ex Quassia frigide infusa. His remediis speramus fore, ut novi puris secretio cohibeatur, quod tamen in morbo vel paulo provectiori vix succedit. Sic fere semper ulcus oritur, quod ab accessu aëris atmosphaerici in pejus et acrius vertitur, quo irritatio in loco affecto semper continuatur, imo latius propagatur.

Hinc Veteres, usu certe edocti, liberari saepius vomitu pectus, ad navigationem et vomitiones confugiebant; atque haec remedia, a recentioribus, inprimis Britannis, in usum vocata, haud raro salubrem eventum habuerunt. Anglos inter *Reid*, cujus librum laudavi, repetita vomitoria commendavit. Ipse fateor, accommodatum vomitorii ex Ipecacuanha usum mihi saepe egregie cessisse, non quidem, ut veram et confirmatam Phthisin persanarem, id tamen saepe assecutus sum, ut phthisicam Febrim refrenarem, quae per aliquod tempus remissior, imo fere silens, inducias daret, sat raro tamen longiores. Visum fuit, vomitoria partim agere salubri pectoris commotione, sputa facilitante, resorbtionem adjuvante, partim vi antifebrili fere specifica.

Veteres a navigatione, vectione in lectica, in mari, *Sydenhamus* a vectione in equo puris rejectionem pulmonisque purgationem sperabant credebantque insuper, aërem maritimum phthisicis peculiari prodesse salubritate. Recte vero contendere videntur *Beddoes* et *Darwin*, omnia haec remedia prodesse resorbtione majore, quam excitant, inde quoque navigationem in mari nausea et vomitu idem efficere.

Hinc omnia inter remedia, recentioribus temporibus proposita, spes summas excitavit Digitalis purpurea, non solum quod motum sanguinis in arteriis potenter refrenaret, verum etiam maximeque resorbtionem egregie adjuvare videretur. Justis exspectationibus certe respondebit efficax remedium, si in suppuratione vix incipiente in usu vocatur, atque in iis dosibus plerumque parcioribus datur, quae non tam luculenter pulsus reprimant, quam resorbtionem augeant. Phthisi incipienti scrofulosae inprimis opem fert; quod Phthisi prorsus confirmatae non medeatur, vitio verti non potest remedio saepe efficaci. Id tamen incommodi habet, quod ventriculum et intestina debilitet, indeque appetentiam ciborum minuat alvumque facile nimis moveat. Hinc usus longior non esse debet, qui potius post interjectum aliquod tempus repeti possit, si utile videatur. Addi etiam saepe debet Opii tantillum, quo in sensibilioribus virtus augeri videtur. Dosin justam in quolibet aegroto observatio definiet; quartam vel tertiam grani partem aliquoties per diem datam in phthisicis non facile excedat, etsi minorem dosin saepe proficuam viderim. Exhibetur in pulvere cum Saccharo, optime in pilulis cum succo Glycyrrhizae depurato et inspissato. Infusum (ex Scrup. j. — Dr. β. — Dr. j. c. Aqua fervida Unc. viij. addito Spirit. aethereo, vel Aqua cinnamomi Unc. j.) minus commodum in phthisicis mihi visum est. His quoque, nisi ex Phthisi nervosa laborantibus, Tinctura minus proficua visa est. Hydropicis potius bene consuli vidi his remedii exhibendi modis. Tentari meretur in sensibilioribus Extractum in Aqua Laurocerasi solutum. Ceterum et veram vim remedialem tantum exspectamus a Digitali sponte crescente, minime hortensi, ita valde debilibus omnino nocet. Enimvero resorbtio materiae purulentae sola morbo persanando non sufficit, nisi caveri possit continua humoris alieni in loco affecto exsudatio, quae fit propter visceris debilitatem. Itaque ad roborantia remedia veniendum est, quorum tamen non nisi mitissima tenerum viscus perfert, qualia sunt Lichen Islandicus, Tussilago Farfara, Quassia, Millefolium, Cascarilla, Myrrhae extractum aquosum, tenuiora Corticis Peruviani praeparata. Multa et olim et nuper proposita fuere ad pulmonem roborandum remedia v. c. Salix suaveolens, Cortex Alcornoque, quae omnia spem fefellerunt. Profecto victui et regimini hic potissimum credendum est supra propositis, saltem remediorum roborantium virtus sine adcommodato victu et regimine nulla.

Denique ad suppurationis caussas in tota hac curatione diligenter respiciendum est, ut recte medeamur labi arthriticae, syphiliticae, scrofulosae, viscerum abdominalium impedimentis, labi hysterico-nervosae; ut itaque Aconito, Mercurio, Hyoscyamo, Opio, Gummatibus foetidis, Extractis resolventibus amaris, sulphuratis aquis leniter ferratis locus suus omnino esse debeat. Sed accuratius tamen dicendum est de curatione speciali frequentissimarum Phthisis specierum, **trachealis** nempe, **pituitosae** et **tuberculosae**.

Phthisis trachealis cura.

Phthisis trachealis incipiens requirit diligentem inspirationem vaporis emollientis aquosi, beneficio machinae *Mudgesii*, diligentem frictionem colli Linimento ammoniato: collum panno laneo rarioris texturae velandum. Ulcus artificiale vel vesicatorio vel, quod praestat, tenui setaceo in collo excitandum. Fauces subinde tepida decoctione emolliente fovendae. Saepe Aethiopem antimonialem haud adeo larga dosi, per longius tamen tempus, mane et vespere dedi. Eodem modo Calomel cum Digitali purpurea per aliquod tempus dari possunt. Addidi rusticationem, lactis aqua medicata carbonica temperati usum; nec non interposui decoctum Lichenis Islandici addito etiam Cortice Peruviano, inprimis, si morbus cum diathesi scrofulosa est, qui a neglecto Catarrho oriri quidem omnino potest, plerumque tamen justam habet scrofulosae labis suspicionem. Adsunt in eo vocis raucitas, vocis exstinctio, dolor in asperae arteriae aliquo loco, haud multo infra laryngem ardor, saepe veluti a prune prope admota, ab inspiratione vel paulo efficaciori facilis tussicula.

Phthisis pituitosae cura.

Phthisis pituitosa, quae Blennorrhoea aliqua pulmonum est, primo quidem propter muci abundantiam spissitudinemque, si febris adest, largiorem Ammonii muriatici usum, deinde in majore torpore leves Ipecacuanhae doses, etiam ad vomitum leviorem movendum, seu Kermetis mineralis aliquot praebia poscit. Cura etiam aliarum mucosarum excretionum habenda, ut restituantur, si quae ante morbum adfuerunt. Nec, in junioribus praesertim, inflammatoriae diathesis signa absunt, quae, uti longior muci decubitus, fonticulum jubent aut setaceum. Sed princeps curatio, illis praemissis, semper est in longiori medicamentorum amarorum et roborantium usu, ad digestionem et assimilationem juvandam. Quem in finem Extracta amara, Quassia, Lichen Islandicus, Corticis Peruviani et Myrrhae extractum commendari merentur. His addenda moderata corporis exercitatio, victusque instaurans et, si omnia feliciter cesserunt, curatio martialibus absolvitur, vel Tinctura ferri, vel Aqua Fachingensi, Toensteinensi, Spadana ipsaque Egrana et Pyrmontana; Egrana potissimum, si digestionis viscera non satis expedita et debilia sunt.

Phthisis tuberculosae cura.

Phthisis tuberculosa, quae plurimis in exemplis ad scrofulosam pertinere videtur, vix persanatur. Si sat mature indicia habentur vitii scrofulosi, contra hoc mitioribus remediis v. c. Dulcamara pugnandum est circumspiciendumque, nonne ex mesenterio visceribusque abdominis vim suam praecipue morbus habeat; quo in casu Ex tracta amara et Glandes iligneae haud sine fructu praebentur. Si vero pulmones scrofulis impediti sunt, periculosa saepe est solvens medicina, inprimis efficacior per narcotica remedia v. c. Conium, pus enim facile movent. Scrofulosa morbi natura sat evidente, Digitalis in usum vocari poterit, sed ante omnia ulcus externum excitandum est; sat mature etiam balnea tepida admistrari poterunt. Haec autem Phthisis originem etiam subinde ducit ex labe arthritica nec non ex potus spirituosi abusu. Decursus et exitus horum tuberculorum varius observatur: saepe diu cruda persistunt cum tussi sicca et anhelitu, quae modo Asthmate, modo Hydrothorace hominem perimunt. Plerumque unum alterumque tuberculum, imo in longiori morbo alterum post alterum inflammatur et pus concipit; quod si bene exscreatur, homo vires colligit et fere sanatus videtur, donec repetitis his insultibus Tabe tandem et Phthisi purulenta conficiatur.

Similis morbus ex hepate indurato interdum provenit, immo cum pulmonis tuberculis consociatur. Si accurate deprehenditur, ex hepate solo originem trahere, resolventia recte et cum spe felicis eventus praebentur, v. c. extractum amarum Taraxaci, Trifolii, Graminis, Extractum Conii, Pilulae ex Gummatibus ferulaceis cum pauco Mercurio dulci vel cum Sapone stibiato et pulvere foliorum Belladonnae. Sed si recte suspicaris, in pulmonibus plurima tubercula latere, resolventia illa remedia suppurationem facile movent. Studendum igitur potius, ut debito victu et regimine inflammatio et suppuratio arceatur, ad quod quoque ulcus extrinsecus sat mature excitatum eximiae utilitatis est. Inflammatione conspicua, haec illico sopienda, pro aegroti viribus Hirudinibus, Vesicatorio. Sed haec inflammatio plerumque clanculum fit, ut, dum deprehendatur, jam purulentus humor exscreatur. Tunc pulmoni repurgando et inflammationi cohibendae mitissimis remediis studendum: Ammonio muriatico cum exigua parte Opii vel Hyoscyami; potu ex furfuribus Tritici leniter tostis, nec non ex infuso theato ex Hedera terrestri, herba Marrubii, Tussilagine Farfara. Et sic morbus licet sanari recuset, saepe tamen hi aegroti sub curatione periti medici, cui morem gesserint, sat diu servantur, inprimis si jam fuerint senio propiores, abfueritque pulmonum originaria labes.

III. De medendis praecipuis Phthisis pulmonalis symptomatibus. Curationem Phthisis pulmonalis revocari posse dixi I) ad prophylaxin, II) ad curationem suppurationis, III) ad curationem praecipuorum symptomatum. De indicatis priorum indicationum dixi. Superest tertia de curatione symptomatum, maxime eorum, quibus miseriae phthisicorum augentur et infelix morbi exitus festinatur.

Ex quo jam elucet, hanc symptomaticam curationem in hoc morbo haud minimi esse momenti, quum haud parum intersit, in morbo, quem persanere non possimus, miserias lenire aegroti eumque diutius servare superstitem et fata prorogare.

a) Febris aliquo modo ad symptomata morbi pertinet et ejus momentosa passio est. Pertinet huc, quatenus ex Phthisi confirmata, ex suppuratione oritur, ideoque vere symptomatica est. De Febre hectica enim jam sermo fuit nec non de Febre phthisica primaria, suppurationem adducente, nec non de eo hujus febris gradu, qui cum suppuratione incipit. Sed suppuratione jam orta febris intenditur, augetur, propriam formam Febris phthisicae assumit. Hujus violentiam aliquo modo refrenare, quum labores aegroti minuat et morbi lentiorem decursum efficiat, operae utique pretium est. In hac curatione symptomatica utique respiciendum est ad Febris hecticae praegressae totiusque morbi aegrotique naturam.

Febris phthisicae curatio symptomatica inprimis versatur in calore phthisico temperando. Hunc in finem longe saluberrimum semper reperi aërem apricum, aesti vum quidem tepidumque, minime autem calidum, grata stirpium aura temperatum. Utilissimum semper reperi, hos aegrotos, quantum pro virium modo et tempestatis ratione licuerit, plures quotidie horas, evitatis tantum frigidiusculis matutinis et vespertinis nec non calidissimis meridianis, sub dio moveri. Alterum praesidium ad calores phthisicos temperandos medici quaesiverunt in acoribus: hunc in finem medicis maxime Britannis longo in usu est Acidum sulphuricum ea mixtione, quae vocatur Elixirium Vitrioli Mynsichti et ad cujus normam nostra paratur Tinctura aromatica acida. Verum etiam Acidum sulphuricum dilutum et Mixtura sulphurico - acida eandem utilitatem praestabunt, modo aqua satis diluta sint haec remedia et syrupo grato ita temperata, ut potum exhibeant jucundum, levissime tantum acidulum. Concedantur iis, qui viribus nondum fracti sunt, luculentumque aestum cum pulsibus elatioribus sentiunt, sanguinis facile profluvium experiuntur. Interim experientia me docuit, acores minerales non nisi insecurum auxilium offerre, quod pulmones offendat, irritet et laedat. Recentioribus annis praetuli mitius Acidum phosphoricum, quod nobis magis amicum nec adeo debilitans est. Sed omnibus his acoribus efficacioribus in Phthisi pulmonali parum fidendum esse puto. Securius calores phthisicos temperamus lacte ebutyrato non nimis pingui, sero lactis, aqua Selterana antemeridianis horis cum lacte, pomeridianis horis cum vino paucissimo et multo saccharo; fructus horaei grati maturi, cerasa et omnium maxime uvae; Cucumerum inprimis succus non satis laudandus. Si Febris phthisica cum majore debilitate est et ventriculi vires languent, porrigere soleo ad calorem temperandum Spiritum muriatico-aethereum ad unam alteramque quotidie drachmam potu grato temperatum. In summa debilitate calorem et febrim omniaque saeviora ejus symptomata mitigo paucissimis Tincturae Opii guttulis, Aethere acetico, omnibus aqua mitissima destillata satis dilutis. De antiquis laudibus saturninorum ut et de recentiorum periculis cum Saccharo Saturni institutis jam dixi. Prodest certe ad Febrim phthisicam minuendam, ut ad symptomata colliquativa, sudorem et Diarrhoeam cohibendam. Si opii nonnihil additur, reformidandum non

est.

est. Sed nunquam nisi per aliquot dies efficax hoc remedium esse vidi; febrim mirifice minuit, quae tamen nonnullos post dies aeque vehemens, immo vehementior, recurrit. De Acido autem hydrocyanico, quod tantopere hodie praedicatur, fere nihil unquam levaminis ad moderandam Febrim phthisicam vidi; haec noctibus insomnibus et molesta tussi turbatis semper augetur. Hinc versus somni tempus lac asininum vel caprinum aqua Selterana temperatum recte praebetur, aut emulsio grata ex Amygdalis et semine Papaveris, quo ut noctu se refocillent.

b) Tussis symptoma morbi molestissimum, perpetuum, imo nocentissimum, quum pulmones valide commoveat; quum autem sine tussi sputa rejici nequeant, semper ita moderanda, ut sputa, maxime in provectiori morbo, non supprimantur: immo, quae sputa blande movent, ad tussim placandam plerumque optima. Praeterea tussis summum levamen habetur in lactis usu, praeterea in potu blando, demulcente, ex Avena excorticata, Hordeo excorticato additis et excoctis passulis majoribus pinguibus, ex decocto pane similagineo cum Gummi Mimosae, ex gelatina Sago vel Salep, ex vitello ovi aqua satis diluto, addito saccharo et nonnullis cochlearibus Aquae Cinnamomi vel Florum Aurantii. Insigne lenimen habetur, immo satis mature adhibitum plurima promittit, infusum theatum ex Semine Lini recente parum contuso, si aeger saporem ferre potest. Tussis inprimis mitiganda nocte, ut ne prorsus insomnem ducat et pulmones pessime fatiget, ad quod non nisi Opium parca manu, sed quoties opus fuerit, datum, utile reperi. Lactucarium fere inutile vidi, nec Hyoscyami extractum, quod tantum non omnes depraedicant, satis efficax vidi. Tussis porro pertimescenda post prandium, illico ad vomitum ingestorum saeviens: hanc compescit saepe haustus vini vel aliquot guttulae spiritus aetherei.

c) Sputorum suppressio. Haec in adulto morbo semper pertimescenda, quam diu enim spuunt, vivunt phthisici. Promovere tamen sputa per remedia, quae expectorantia dicuntur, culpa in morbo nondum adeo progresso non vacat, dum per valde relaxantia remedia id genus pulmones debilitantur, ut congestiones facilius admittant, per incitantia autem medicamina irritantur. Promoventur sputa secure recta curatione totius morbi debitoque victu et regimine, eaque tussis curatione, quam modo dixi. Promoventur inprimis vere aprico et vectione, si vires permittunt, in equo, vel saltem in rheda. Si tamen fiat, ut supprimantur, caussae explorandae iisque convenienter agendum. Si refrigerio suppressa sunt, minutae Sulphuris stibiati, etiam rubei doses cum Camphora dandae sunt; si sputa accumulantur in pulmonibus, quod fit propter eorum debilitatem, idem Kermes minerale, necnon Senega, Ammoniacum, flores Arnicae sputa promovent, mucilagine tamen satis obvoluta eaque dosi data, quae nec fauces oesophagumque nimis irritent, nec alvum moveant. In summa tamen pulmonum debilitate justoque inde Catarrhi suffocativi metu Tinctura Opii crocata cum Spiritu aethereo diligenter et exiguis praebiis data, necnon Tinctura Opii benzoica plurimum promittunt. Sputorum suppressioni propter Vomicas novas clausasque medemur vaporibus emollientibus, interdum ex aceto paulo addito, cohibitaque nova inflammatione inde orta Hirudinibus nonnullis admotis, vel vesicatorio et Ammonio muriatico cum tantillo Camphorae et Opii dato.

d) Debilitas ventriculi prostratusque ciborum appetitus pravis quoque phthisicorum symptomatibus adnumerandus, soletque eo pejoris ominis esse, quo acutior esse phthisicis plerumque consuevit ciborum appetentia, quam etiam omni modo acuere solent, quum sibi nihil praeter vires deesse credant, quas illis alimentis reparare student. Solet vero appetitus eorum exstingui, vel valida ventriculi a tussi commotione, qua cibi vel vomitu rejiciuntur, vel totius corporis in morbo provectiori summa imbecillitate. Hanc quidem tollere vanum est. Quomodo autem tussim post prandium mitigare oporteat, ne quotidie vomitum inferat, antea dictum est. Majori autem ventriculi imbecillitati occurrimus amaris remediis, Extracto Cardui benedicti et Quassiae infusione. Cavendum quoque est, ne incongruo, vel dulcium, vel lactis, vel Opii denique usu ventriculi vires labefactentur. Quamvis autem veterum medicorum more phthisicis non apponendi sint cibi varii, ut hac varietate appetitus provocetur, tamen ultra modum rigorosum in victu medicum esse non oportet. Sane innocue appetitum excitant, immo ad morbi naturam potius adcommodatae sunt ostreae, nec damnanda omnino in eundem finem caro tenera suilla fumo condita, cruda quidem tessellatim oblata, quod cibi genus optime excipit vinum mite dulce, vel rubrum aqua dilutum, vel anglicanae similisque cerevisiae vasculum.

e) Sunt porro sudores colliquativi phthisicis perniciosi maxime, quoniam vires prosternunt et mirifice consumunt. Cavendi sunt a levioribus stragulis, prudenter quidem in iis, qui densioribus assueti sunt; culcitis ex pilis equinis, mollioribus tamen, incumbant. Lecto eximentur, quantum per vires licuerit. Evitetur Opii abusus, sudores facile augentis. Concedatur ipsis gratus potus cum Acido phosphorico vel Spiritu muriatico-aethereo. Pro specifico a *Swietenio* olim commendabatur Tinctura Salviae spirituosa: certe haec actuosa valde, sed in vera Phthisi exulcerata facile nocua. Dedi saepe infusionem Salviae aqua fervida paratam, cui refrigeratae addidi Aetheris tantillum et Aquam Cinnamomi, etiam spirituosae tantillum. Praestantissimum tamen semper visum est Quassiae infusum frigidum, addito Aethere acetico.

f) Aphthae saepe male habent phthisicos, mali semper ominis, mortis haud remotae plerumque nunciae. Diarrhoeam subsequuntur aut comitantur. Praenoscuntur ex singulari linguae purissimae satis saturo rubore, et sicco, veluti a vernice, qua pictores utuntur, nitore. Porro ex aliquo in imis faucibus et pharynge ingrato sensu, immo dolore et difficultate in deglutitione. Quae circa labia tantum genasque in oris cavitate subnascuntur, non adeo pertimescendae sunt: quae autem, praeviis signis vix indicatis ex imis faucibus emergunt, praeterea, quod deglutitionem molestissimam efficiunt tussimque perpetue irritant, novam Ptyalismo debilitatis caussam afferunt. Prosunt collutio oris diligentissima cum decoctione emollientissima, v. c. ex Radice Althaeae cum floribus Sambuci; gelatinae ex Ichthyocolla, vel Cornu Cervi vel rad. Saleb vel Lichene Islandico necnon solutio Boracis in Syrupo Mororum et Melle rosato penecillo saepe sed leniter affricta.

g) Cum Aphthis saepe simul esse dixi Diarrhoeam, quae duo fere extrema phthisicorum symptomata sunt, tot malorum praenuncia. Haec in Phthisi pulmonali colliquativa est et cadaverosa, dum in alia Phthisi, etiam purulenta, obvenit quandoque salutaris. Diarrhoea colliquativa, quod virium adhuc supererat, cito exhaurit; minuit interdum sudores colliquativos, sed, ut dixi, Aphthas miseriis addit, easque aliis deciduis alias. Difficulter cohibetur atque, si hoc obtinetur, saepe febris illico majorem in modum increscit, sub Diarrhoeae initio paulo remissior. Praeterea sputa supprimit Diarrhoea, sic anxietatem aegroti auget. Remedia, quae sputa revocant, Diarrhoeam fere augent, praeter incomparabilem illam ex Opio Nepenthem, quae utrumque symptoma coërcet. Cohibita Diarrhoea mors saepe ad nonnullas hebdomades differtur. Sopiant potus demulcens ex decoctione Oryzae, vel Sago vel Salep, additis aliquot cochlearibus vini rubri Cortice Aurantiorum conditi; porro gelatinae ex iisdem, efficacius tamen ex Cornu Cervi vel Ichthyocolla paratae; enemata ex eadem, vel pedibus vervecis, vel Amylo, additis Tincturae Opii crocatae guttulis x—xv—xx. In summo foetore prodest saepe enema ex decocto Corticis peruv. cum floribus Verbasci et Chamomillae vulgaris saturato cum Opii Tinctura. Forte decoctio Radicis Ratanhiae secure Diarrhoeam cohiberet enematis forma, quum internus usus facile et nimis irritet et sputa supprimat. Auxilium saepe affert largior Glandium ilignearum usus, non solum cum Fabis arabicis, sed in pulvere, addito levi aromate v. c. Nuce Myristica. Ceterum ex Rad. Columbae vel ex Cort. Cascarillae, vel ex Cort. Angusturae (quem fere propter insecuritatem vix praescribere ausim) decoctionibus vel extractis solamina petuntur, quibus omnibus tamen Opium aut addendum aut interponendum est, sine hoc fere frustraneis. Valet etiam maxime contra haec colliquativa symptomata, sudores et Diarrhoeam, Plumbum aceticum cum Opio; atque in hoc divino remedio, minutis dosibus cum Aethere acetico, ut commendavi, subinde dato unicum saepe, quod in summa aegroti debilitate et Diarrhoeam cohibeat et vires refocillet anxietatemque leniat, praesidium.

Phthisis hepatica.

Joann. Baptist. Bianchi historia hepatica, seu de hepatis structura, usibus et morbis. Edit. III. Genevae 1725.

Ant. Portal Observations sur la nature et les traitements des maladies du foie. Paris 1815. Continentur in hoc opere ea, quae in aliis observationibus et dissertationibus peculiaribus ad morbos hepatis tum cognoscendos tum curandos Cl. Auctor docuit, inque Gallorum diariis medicis v. c. Memoires de l'academie de Chirurgie T. II. aliisque inseruit.

Joh. Friedr. Weissenborn von den Eitergeschwüren der Leber, durch einen merkwürdigen Fall erläutert. Erfurt 1786. Scripsit contra *Weissenborn Oetinger* in peculiari Epistola sive Sendschreiben. *Oetinger* quoque Professor fuit Erfurtanus. Respondit *Weissenborn* in: Erörterung einer merkwürdigen Geschichte eines Lebergeschwürs. Erfurt 1787.

Wilhelm Saunders über den Bau, die Verrichtungen und die Krankheiten der Leber, und über die Eigenthümlichkeiten und Bestandtheile der Galle und der gallichten Concremente. Leipz. 1795. Auctor Anglus. *Dictionnaire des sciences medicales* laudat et praestantiorem judicat versionem gallicam, Paris. 1809.

Fabre the morbid Anatomie of the livre. Londin. 1814. prodiit in singulari fasciculo cum iconibus coloratis.

De sede et eventu Vomicarum hepatis. *Morgagni* de sedib. et causs. morb. Epist. XXXIX. §. 5. 6. etiam 7.

Inter Therapiae specialis Scriptores hodieque valde eminet et dilucide hanc Phthisin exponit *Swietenius* Comment. T. III. Hepatitis et Icterus multiplex. Aph. 933. seqq.

Recentissimi scriptores, *Sachtleben*, *Jahn*, *Haase* satis noti sunt et a me saepe laudati.

Phthisis hepatica, ut ceterae ex suppuratione et corruptione ceterorum viscerum abdominis Phthises, multa certe communia habet cum Phthisi pulmonali ratione decursus, caussarum, etiam curationis. Nihilominus tamen singulares caussae vel propter diversam fabricam praesertim in hepate locum habent, etsi forte iis in fabrica pulmonis morbosa sitis valde similibus, ut fere alius *Laenneci* diligentiam postulent. Etenim tot saltem et fere plures fabricae sanae hepatis in morbosam occurrunt mutationes, quam in pulmonibus hodie cognoscimus v. c. Hydatides, concrementa a bile adipocerea (*adipocire*), degeneratio, veluti in adipem mutatio (*weiſse Leber*, Icterus singularis), concrementa terrea et fere ossea, alia cartilaginis aemula, cystides ex tela cellulosa morbosa sero pureve repletae, excrescentiae sive vegetationes carnosae in superficie hepatis (Cf. *Baillie vom kranken Bau, übersetzt von Sömmering.*). Tubercula sive indurationes, frequentissime tandem pus secernentes, ut idem fit in pulmonibus. Quin etiam in curatione plura et singularia occurrunt.

Definitio et caussae.

Generatim Phthisis hepatica Hecticam sive Tabem designat ex labe hepatis quacunque oriundam, quae tamen sub finem in suppurationem hepatis abit: unde Hecticam et Phthisin ulcerosam hepaticam, item Febrem hecticam hepaticam et Phthisin ulcerosam hepaticam distinguere pessimus. Speciatim autem Phthisis hepaticae nomine medicis ea venit, quae ex hepatis exulceratione oriunda nomen etiam Hepatophoës habet. Haec prima utique initia, ut ceterae exulcerationes, ex aliqua inflammatione habet. Inflammatio haec aut acuta est, aut chronica: chronicam quidem inflammationem alii perperam in hepate negarunt, alii ex nata antea induratione, quae deinde inflammationem et pus conceperit, declararunt. Enimvero, ut ego quidem minime negaverium, illas naturalis hepatis fabricae metamorphoses et sine inflammatione, modo nobis occulto subinde, nasci posse: ita illa tubercula effici et relinqui posse ab inflammatione, quae deinde denuo inflammentur et pus concipiant. Medico certe scire sufficit, usu satis compertum esse, inflammationem hepatis lentam seu chronicam locum haud raro habere, et signis suis haud adeo semper obscuris deprehendi.

Quae signa plures per hebdomades, immo per aliquot menses observantur fere haec: aegroti sensum aliquem ponderis in hypochondrio dextro habent, in hypochondrium sinistrum sine molestia majore minorive incumbere et noctu decumbere nequeunt, dolorem majorem minoremve saepe obtusum sentiunt in hypochondrio dextro, ad claviculam et scapulam ejusdem lateris adscendentem; tussicula subinde vexantur assidua siccaque. Hepatitis acuta signis luculentis deprehenditur, aliunde notissimis. Haec acuta inflammatio suppurationes efficit Vomicarum forma, majores minoresve; chronica nata ex tuberculis, concrementis, verbo morbosa fabrica, de qua antea dixi, oriunda, abscessus formare videtur minores, qui interdum ad mortem usque sine magna molestia et signis luculentis feruntur, ut demum in extispicio, etiam ubi minime suspiceris, inveniantur.

Caussae Hepatitidis acutae satis notae sunt et ex historia hujus morbi accuratius petendae. Notum est, morbum in utraque India endemium esse atque in his terris etiam Hepatophoën frequentiorem; morbum interdum epidemicum grassari, magnis quidem veris et aestatis caloribus, nec non ex laesionibus mechanicis, ut dicunt, etiam ex cerebri, hepatis nasci. Sed occulta et chronica inflammatio saepe observatur post longam Hypochondriasin atque inprimis Febres intermittentes aestivas easque biliosas, vel inflammatorio-biliosas, haud sat prudenter curatas. Nec commotio hepatis olim perpessa impar esse videtur huic inflammationi occultae post longius tempus inferendae, forte, qnod antea aliquid morbosi in hepatis fabrica pepererit. Verum etiam commotiones hypochondrii sinistri eundem effectum haud raro habuerunt. Morbus his atque aliis in exemplis saepe cum Ascite conjunctus est, saltem cum incipiente, quod vel jam ex extispiciis nonnullis declaratur, quae *Morgagnus* memoriae mandavit, nec non ex hydropicorum extispiciis elucet, quum, qui Ascite pereunt, raro sine vitiis hepatis inveniantur. Daturne aliquando ad hanc Tabem hepaticam seminium aliquod fere hereditarium? *Frankii* haec conjectura est, nequaquam inepta, etsi cum hereditaria et gentilitia labe, quam experientia in Phthisi pulmonali toties locum habere docuit, nec ratione copiae exemplorum, nec habitu totius corporis pectorisque comparari nequeat. Experientiae utique respondet, debilitatem viscerum abdominis, maxime eorum, quae ad venam portae pertinent, in nonnullis familiis gentilitiam esse, quod vel haemorrhoidalis morbus docet, in nonnullis familiis solennis. Nec omnino hujusce constitutionis signa et in corpore et in animo omnino desunt: solent irritabiles esse tum animo tum corpore, venis amplis distingui venosique sanguinis plurimum alere. Hi fere media aetate, iracundi, morosi, inprimis si caussae longi moeroris adfuerunt, in Hepatitidem incidunt, saepe chronicam, praegressa tetra Hypochondriasi vel fluxu haemorrhoidali inordinato vel adeo suppresso. Sunt quoque hi homines, quos Febre intermittente, maxime aestiva, ad hunc hepatis morbum pervenire dixi.

Signa exulcerationis in hepate.

Signa exulcerationis in hepate, pro varia hujus exulcerationis sede, modo satis evidentia sunt, modo valde obscura. Quae in interiori visceris fabrica oriuntur minora ulcera omni saepe cognitioni sese subducunt, atque maxime dubia diagnosis est, si incipientis Hydropis signa simul in morbo vere complicato adsunt. Evidentiores sunt Vomicae superficiem hepatis versus: si in gibba hepatis parte Vomica formata est, cum dolore majore hypochondrii dextri tumor observatur renitens, satis plerumque magnus elatusque. Dolor paulatim pulsatilis fit, majorem in modum increscit, imo aliqua fluctuatio interdum percipitur. Enimvero et haec signa probabilia admodum interdum fallere possunt: memorat *Swietenius*, se in cadavere mulieris longum Icterum perpessae, quae ultimis vitae mensibus nullos cibos ferre posset et sic Marasmo conficeretur, deprehendisse tumorem in hypochondrio dextro, a limbo costarūm ad cristam ossis ilei pertingentem, eumque mollem et, dum femina viveret, pro Vomica a se habitum hepatis; incisio autem cadaveris docuit, tumorem formari a fundo vesicae fellis ita amplo et distento. Similes observationes habet *Petitus* (Memoires de l'academie de Chirurgie. T. I.). Morbus hic quidem vesicae fellis post *Swietenii* tempora accuratius observatus est. Attamen, quum fere Vomicae aliae in hepate simul adesse soleant, Ascitemque accedere solenne sit, diagnosis tamen difficilis et fallax, quamquam de praegresso hepatis morbo satis constet.

Quanto obscuriora signa sunt, si altius in hepate Vomica nata est! dolor hypochondrii dextri, sine tumore tamen et renitentia, observatur, sed hic dolor fere obtusus est, gravans, premens, qui tribus circiter post pastum horis acerbior fit; respiratio fere semper brevior est et cum anhelitu; saepe magna Dyspepsia adest; accedit

cedit anorexia et nausea insuperabilis. Modo alvus obstructa est, modo fluxa et cum dejectionibus Fluxui hepatico propriis. Dolor propagatur ad crus, immo suram dextram intolerabilis, insanabilis. Accedit febris typo vario remittente. Urina mingitur crocea, fusca, crassa, fere nigra, ut decoctionis fabarum Arabicarum. Lividus et cachecticus faciei et cutis est color, etsi non semper valde icteritius.

Inter haec tamen signa, si partem convexam hepatis morbus occupat, tumor dolorque manifestiores esse solent, cum tussi assidua sicca. Accedunt subinde signa Pleuroperipneumoniae. In parte concava autem, sub morbo enascente, anorexia, nausea, vomituritio, vomitus biliosi atque diarrhoea diuturna.

Exulcerationis hepatis eventus.

Morbus propter diversos ejus eventus et puris exitus valde notabilis est. Generatim quidem vel:

1) A pure plerumque amurcoso totum hepar exeditur et depascitur, quod lente fieri solet cum tabe lenta, plerumque icteritia, semper pessima, vel:

II) Pus ex affecto viscere exitus quaerit, quod fit:

a) Dum in parte hepatis gibba abscessus se format extrorsum vergens, ut tu mor subnascatur fere inter quartam et quintam costam spuriam, vel scrobiculum cordis, umbilicum coxamque etiam versus, tumorque etiam fluctuet. Sed quum adeo amplo abdominis ambitu plura ejus viscera v. c. ventriculus intestinaque contineantur, aliique prorsus similes tamen tumores ex mesonterio et Hydrope cystico subnasci possint: ex his iterum elucet sat certae in hoc morbo diagnoseos difficultas.

b) Abscessus formatur in parte gibba obtusaque. Si hepar hoc loco, inflammatione praegressa vel quocunque modo, cum diaphragmate coaluit, hoc tandem exedit abscessus, et pus suum in pleurae saccum effundit, unde Empyema. Poterit etiam, pulmone diaphragmati antea accreto, in ipsum pulmonem pus venire et sputis rejici, ut morbus pulmonalem Phthisin simulet. Jam pridem Veteres affirmarunt, pus ex hepate ad pulmones deferri, quod ita forte factum est.

c) Ad intestina multiplici modo pus ex hepate venire potest, abscessu in interiori viscere nato, ut tandem pus effluat per ductum hepaticum in communem choledochum, et sic ad intestinum duodenum perveniat, ut vomitu et diarrhoea evacuetur. Sed quum vix possit fieri, ut pus has vias legat sine substantiae hepatis laesione, semper diarrhoea potius sese effundet humor sanguinolentus ex corrupto hepate purulentoque humore mixtus, hominemque Fluxus hepatici forma consumet. Sed alia via, qua ad intestina perveniat, puri in hepate generato patet: Inflammatione enim cum hepate coïre potest vicina pars coli; jam in hanc si natus abscessus sese depleat, diarrhoea orietur vere purulenta; forma morbi, quae sanationem promittit, si sat cito hac via pus evacuetur et, visceris integritate servata, partes, quae abscessum formarunt, inter se coalescant.

d) Commemorant veterum medicorum nonnulli, pus ex hepatis abscessu per urinas evacuatum fuisse idque ex aliqua metastasi explicant. Certe non absonum est credere, Vomicam hepaticam interdum concrescere cum rene dextro, ut pus ex rupta Vomica in interiorem renis substantiam perveniat et sic ex renis excretorio ductu evacuetur,

Sed hoc modo pessimus morbus oriturus est, Phthisis nempe propter renem exesum renalis.

e) Denique vel destructo hepate, vel ex aliqua hepatis Vomica majore pus in cavitatem abdominis dupluere poterit, unde tumor abdominis, partim asciticus, partim tympaniticus, paucos intra dies certe letalis: Ascitem purulentum vocant.

Cura prophylactica.

Ex hoc tam diverso Hepatophthoës exitu et eventu facile elucet, tum longe optimam et fere unicam securam esse exculcerationis hepatis prophylaxin, tum, si abscessus natus fuerit, quamnam ejus forma curationem admittat et quomodo benignior naturae exitus arte adjuvandus sit. Prophylaxis non habetur nisi in recta Hepatitidis curatione, cujus beneficio inflammatio penitus discutiatur. Quod quomodo in acuta Hepatitide fieri debeat, hujus loci non est exponere. Sed de curatione Hepatitidis chronicae praecipua momenta subjungam. Haec pro aegroti constitutione et morbi ortu inflammationis clandestinae signa aut luculentiora habet aut obscuriora. In hominibus satis vegetis mediaque aetate versantibus ex Febre orta, maxime intermittente, aut ex turbato suppressoque Haemorrhoïdum fluxu, periti medici cognitioni sese non facile subducet: qui Hirudines admovebit plures saepiusque, etiam ano, Unguentum hydrargyratum adfricabit, Serum lactis acidulum vel decoctionem Radicis Graminis cum Tartaro depurato copiose bibere jubebit, et Kali acetico maxime utetur ad inflammationis discussionem in eundemque finem Haemorrhoïdes, quantum fieri potest, revocabit et Febrem *) intermittentem, forsitan a natura revocatam, recte moderabitur. Si autem clandestinae inflammationis metus est in homine aetatis provectioris, post longam Hypochondriasin diuturnumque moerorem, morbus ille est, quem plurimi veterum medicorum Infarctum dicunt hepaticum. Forte et in hoc, Hirudinibus et temperante medicina antea commendata praemissis, resolventia remedia in usum vocabit atque in his satis diu perseverabit, scilicet Extractis Taraxaci et Graminis liquidis sat copiosis, enematibus visceralibus, pilulis ex Ammoniaco, Opoponace, Asa foetida cum Belladonna. In hoc Infarctu quoque vectio et

*) *Hippocratis* Aph. VI. 40. VII, 52.

equitatio et peregrinatio, haud tamen praematura, ad fontes medicatos mitioris indolis laudari merentur.

Curatio abscessus hepatis externi.

Si Vomica extrorsum vergit, valde circumspecte agendum esse puto, inprimis, si propter anamnesin morbi non satis certa diagnosis sit. Si nulla inflammationis signa adsunt, res naturae committenda, accurate tamen observanda: si adsunt, inflammatio sedanda Hirudinibus appositis, affricto pauco Unguento Hydrargyri gryseo impositoque fomento ex infusione Herbae Conii et Hyoscyami cum Aqua saturnina. Hac ratione, nisi tumoris dubii plena obtinetur discussio, minor saltem Vomicae amplitudo effici poterit. Deinde naturae motus observandi et si satis certa signa adsunt, abscessum extrinsecus exitum quaerere, is quidem, etsi minime praemature, cataplasmate emolliente cum Conio et Hyoscyamo promoveri poterit, ea semper conditione, ne in diagnosi error sit. Sub hac cautione abscessus provide incidendus, aut, ut ego libentius facerem, ut proximus fiat ad spontaneam fere rupturam, naturae committundus est. Metui quidem ex hac exspectatione potest, ne pus altius in viscus mora penetret majoremque destructionem visceri afferat; sed hunc metum fere vanum esse puto, quum Vomica clausa sit et in hoc casu peritoneo conjuncta et coalita. Veteres *) ad abscessum aperiendum causticum adhibuerunt, quoniam haemorrhagiam timebant ex hepate letalem. Suaserim integumenta caute dividi, deinde curiose explorari Vomicae sedem, examinari iterum sollicite fluctuationem, an satis luculenta sit et nil insoliti habeat, atque tum abscessum incidi vulnere quidem non minimo, non tamen adeo amplo, ut non ultra aperiatur Vomica, ac quidem adglutinata est et concreta cum peritoneo. Post aperturam aegroti decubitus is esse debet, ut pus liberum exitum habeat. Si pus bonum **) prodit, album quidem, laeve, aequale, inodorum, magna spes salutis, neque

*) *Caelius Aurel.* morbor. chronicor. L. III. c. 4. De jecorosis et lienosis.

**) *Hipp.* aph. VII. 45. Qui ad hepar suppuratum uruntur (aut secantur), siquidem purum effluat pus et album, superstites evadunt: ipsis enim pus est in tunica. Si vero effluat velut amurca (ἀμόργη), pereunt.

Amurca oleum ex olivis prima pressione profluens. Sordes olei, quae primo prodeunt.

tunc aliquid requiritur, praeter simplicem apostematis deligationem, victum blandum nutrientem ex lacte quoque communiaque remedia roborantia, ex Cortice Peruviano potissimum. Solet interdum accidere, ut magna vis Hydatidum ex abscessu paulatim prodeat; tunc sanatio tarde succedit, coalitus tamen abscessus, etsi fieri possit, minime festinandus. Post praematurum coalitum et cicatricem, interjecto aliquo tempore, abscessus iterum haud sine magna aegroti molestia exitum quaerit et habet, novamque iterum Hydatidum copiam evomit: quod accidisse vidi aliquoties homini, in quo abscessus semper recruduit, nec firma cicatrice obductus fuit, priusquam incredibilem Hydatidum majorum minorumve congeriem foras protruserit, ex quo tempore homo sanus vixit et forte hodieque vivit.

Cura Abscessus hepatis in intestinorum cavum exitum quaerentis.

Si per intestina morbus exitum quaerit, mota quidem diarrhoea, quae egeruntur accurate examinanda sunt, num pus referant, nec Fluxum hepaticum; hic enim propter destructionem hepatis, ut fluxus alvi colliquativus, prorsus insanabilis est. Si verum pus alvo rejici deprehenditur, ejus secessus leniter promovendus, corpusque sic reficiendum et instaurandum, ut abscessus quantocyus consolidetur. Primum fit enematibus mitissimis demulcentibus ex decoctione Althaeae similibusque; postea enematibus addantur Summitates Millefolii, Tussilago et Lichen Islandicus. Alterum praestare annitimur victu initio tenui, molli, mucilaginoso ex Salep, Sago, vitellis ovorum, lacticiniis, teneriorum carnium jusculis, additis etiam Limacibus. Addimus medicamenta ex decoctione Lichenis Islandici, mitioraque Corticis Peruviani praeparata; sub finem decoctionem Columbae et Aquam ferratam mitiorem cum lacte. Si denique per urinas pus secedere videtur, idque fiat cum euphoria, puris secessum promovebimus Aquis Selteranis cum lacte. Si res feliciter cedit, Aquae Spadanae cum lacte bibuntur; denique decoctum Lichenis Islandici cum aliqua parte Foliorum Uvae ursinae, addito Syrupo balsamico in usum vocari, nec non minora praebia Terebinthinae aut, quod forte praestiterit, Balsami Indici nigri tentari poterunt. Quotiescunque autem morbus, sive per abscessum externum, sive per diarrhoeam, sive, quod raro fit, per urinas, sive, quod longe rarissimum et fere inauditum, per pulmones felicem exitum promittit, semper declinante morbi impetu ad hepar respiciendum est, et tum ab infarctu liberetur, tum debitum robur systemati hepatico restituatur; quem ad duplicem finem remedia tum aliunde nota esse debent, tum ex iis petuntur, quae jam laudavimus. Ceterum, quae exulcerato hepati superveniunt, ulcera crurum fere semper, dum deprehenduntur, cum ossium Carie, tibiae nempe et fibulae esse solent, pro insanabilibus ideo habenda sunt, neque ipsa amputatio locum habere poterit, quum, manente hepatis ulcere et destructione, homo nullo modo servari possit.

Phthisis lienalis, Phthisis splenetica, apud *Sauvages* Splenitis suppuratoria, Hectica splenetica.

Hippocrates de intern. affectionibus. Art. 33—37. praecipue et alibi. (Ed. Linden.)

Caelius Aurelianus morb. chronic. L. III. c. 4. de iecorosis et lienosis.

Aretaeus Cappadox de chronic. morb. sign. L. I. c. 4.

V. Swieten Comment. §. 958.

Carol. Drelincourt Dissert. anatomic. practic. De lienosis. In opusc.

Historia morborum Vratislav. Ann. 1700.

Ruckstuhl de morb. lien. Dissert. Argentor. 1781.

Marck de liene ejusdemque abscessu feliciter sanato. Gieſs. 1784.

Frank Epitome.

Obscuri valde sunt lienis morbi. Inflammatio, quam nunc fere quotidie vident, praeëunte quidem *Marck*, olim sat raro observabatur, ut, sibi bis tantum visam, *Petrus Forestus*, medicus longissimi artis usus, referat. Frequentior certe observatur et mihi haud raro visus lienis tumor satis dolens, inflammatorio similis, renitens, tactum non ferens, cum Febre inflammatoria: vidi aliquoties in puellis a mensium suppressione et subitanea interceptione. Sed mitior inflammationis natura saepius fuit, quam potius Splenalgiam dixerim, quam veram Lienitidem sive, ut minus barbare dicam, Splenitidem. Veram tamen Splenitidem phlegmonoïdeam descripsit *Morgagnus* (Ep. XXXIV. §. 21.) cum tumore, dolore, calore, pulsatione, siti, cibi fastidio, decubitu super sinistrum latus difficili. Ceterum, quando inflammationem concipit, signa fere Pleuritidis exhibebit saepe, eademque curatione dissipabitur. Alias et forte periculosius ventriculum afficiet inflammatio, alias hepar, ut fere semper observentur alterius affecti visceris in alterum influxus. Mihi saepe visum est, lienem intumescere ab affecto hepate, et sic in Vomica lienis saepe hepar magnum observatum fuit. Contrahit vero lien ex inflammatione non discussa indurationem potius, quam abscessum, qui certe rarior est. Vidi saepius lienis tumorem a Febre intermittente non optime curata relictum perennemque, vidi eundem in feminis juvenculis fere omni menstruorum periodo majorem dolentemque. Sed hic longior splenis morbus in Hydropem haud raro transit, in Vomicam sat raro. Itaque, quum lienis pathologia non minoribus dubiis vexetur, quam miri visceris physiologia, nemini mirum videri potest, signa morborum lienis, maxime autem Vomicae lienalis adeo dubia esse atque incerta. Optime quidem habent veteres medici, *Hippocrates*, *Aretaeus*, *Caelius Aurelianus*, solam experientiam secuti, quos tamen cum magno judicio legendos esse, *Swietenius* recte monet, eorum scriptorum callentissimus.

Signa Vomicae lienalis.

Signa solita Vomicae lienalis fere haec sunt: praecesserunt signa gravioris affectionis inflammatoriae hujus visceris, nempe tumor lienis satis magnus, anteriora versus prominens, cum palpitatione lienis interdum sat vehemente fervoreque in hypochondrio sinistro, febre, siti, ciborum fastidio, dyspnoea, decubitu difficili in dextrum latus. Haec quidem signa et tunc adsunt, si gravior et evidentior acutaque Splenitis non suetis Pleuroperipneumoniae signis sese manifestat.

Hectica splenetica lentum decursum habet: color faciei fit singulari modo luridus et sublividus (quem tamen etiam vidi in longa Emphraxi lienis sine abscessu), gingivas saepe veluti scorbutica affectio male habet; accedit pedis sinistri intumescentia, genu etiam interdum occupans, dura, tensa, sublivida, cum satis gravi dolore veluti contusorio; ciborum fastidium, linguae siccitas sine adeo magna siti; urina vergit in nigrorem vel virescentem colorem; alvus plerumque adstricta; sudores profusi. Aegroti moesti sunt, anxii, morosi, taciturni, meditabundi, ut fere melancholicos dicere possis.

Caussae Hecticae spleneticae.

Caussae Hecticae spleneticae, quatenus accessae sunt, ex iis declarantur, quae de historia morbi retuli. Omnia, quae vel veram inflammationem visceri inferunt, quorsum imprimis retuleris violentiam extrinsecus visceri illatam, vel sanguine viscus infarciunt tumoremque excitant in inflammationem modo evidentiorem modo occultiorem pronum, Vomicam lienalem gignere possunt; etsi re vera visceri solennius sit, ex aliqua inflammatione lenta indurescere vel adeo corrugari et tabescere, quam pus concipere. Facere igitur possunt ad Vomicas lienales generandas sanguinis congestio nes ab utero, mensibus interceptis, ex hepate irritamentis variis, ex Haemorrhoïdibus antea fere regularibus, nunc suppressis aut mala arte cohibitis, porro Febres maxime intermittentes, ut haud adeo raro innocuum atque ad tempus tantum persistentem lienis tumorem reliquisse visae sint, ipsae post hunc tumorem evanidae: ita saepius tamen pertinacem et in omne corruptionis genus pronum lienis tumorem' relinquunt.

Exitus morbi.

I) Abscessus lienis subinde extrorsum vergere visus est, concretione praegressa, dum inflammaretur, cum peritoneo. Tunc forte simili modo, ut in abscessu hepatico, aperire liceret: saltem *Hippocrates* memorat lienosos ustione servatos. Quam vero obscura sint in volubili et versatili hoc viscere suppurationis signa, egregie monuit *Aretaeus.*

II) Videtur quoque pus per intestinum colon ad intestina pervenire et sic alvo evacuari posse. Hinc forte *Hippocrates* (Aph. VI. 48.): Dysenteria lienosis succedens bona. Quum autem *Hippocrati* et universae Graecorum medicorum scholae Dysenteria semper sit diarrhoea cruenta, valde sanguinolentum utique esse poterit pus ex liene proveniens propter tantam sanguinis in infirmo viscere copiam. Quinetiam *Drelincourt* haemorrhagiam letalem per alvum observavit, invento in cadavere liene carcinomatoso. Videtur omnino, si in substantia lienis interiori abscessus natus fuerit, Vomicae rupturam cum letali haemorrhagia semper conjungi.

III) Itaque, si Vomica in ventriculum evacuaretur, puris rejectio vix foret sine vomitu cruento; ut igitur ad ἄπιστα fere pertineat *Mayeri* observatio, Vomicam ingentem lienis per ventriculum se evacuasse, salva manente agrotae vita, quam post XXX et quod excurrit annos hodie superstitem scio.

IV) Pus porro ex Vomica lienali, ut ex hepatica, in cavum abdominis vel pectoris sive pleurae dilabi poterit; unde Ascites purulentus vel Empyema. Postremum tamen vix sine praegressa Diaphragmitide citius letali cogitari potest, nec memini idonea aliqua observatione confirmatum esse.

V) Longe plurimis in exemplis, liene forte simul indurato et scirrhoso, paulatim tabescunt aegroti et sic in Hydropem perveniunt, letalem utique. Ad quod apposite *Hippocrates* (Aph. VI. 43.): Dysenteria non longa splenicis utilis; longa vero mala, desinet enim in Hydropes et Dysenterias letales.

Curatio.

Quae autem in quovis hoc Vomicae lienalis exitu a medico peragenda sint, si quae per-

peragenda supersunt, ut pus exitum habeat viresque instaurentur, ex iis satis patet, quae de hepatis Vomica praecepimus. Porro quae ad Infarctum lienis solvendum (cum Physconia visceris plerumque conjunctum, tumore variabili, interdum effrenatiori cum Splenalgia et inflammationis metu) utilia sunt, ex iisdem desumuntur. Occurrit mihi aliquoties morbus in puellis ex anomalia mensium: sanavi venaesectione in pede, Hirudinibus ad locum affectum, Kali citrato aceticoque, subjuncto in fine longo Ferri usu. Observavi quoque in femina, cui lienis Physconia fuit ex Febre intermittente, viscus mensium tempore semper majorem in modum intumescere. Mercurio tamen eas partes in hoc viscere non dederim, quas in hepatis morbis dedi; novi quidem, et ad ipsam Splenitidem nuper mirifice laudatum fuisse, nec tamen fiderem in longo splenis morbo, affectionis scorbuticae adeo simili. Sed lienis Infarctu satis soluto, Ferrum tumens viscus optime cohibet et veluti specifica lienis medicina est.

Vomica ventriculi.

v. Swieten Commentarii. §. 955.

Morbi caussae et signa.

Vomica ventriculi nonnullis v. c. *Sauvagesio* audit **Gastritis purulenta**, quoniam cum nonnullis inflammati hujus visceris esse potest signis. Constat etiam, a manifesta inflammatione ventriculi ortum ducere nec non, atque forte saepius, si haec inflammatio externae violentiae ortum debet. Interim et clanculum nonnunquam obrepit, cujus rei fidem jam pridem *Morgagni* fecerunt. Fortasse morbus haud adeo pridem cognitus et in infantibus observatus, in quo ventriculi tunicae mollescunt, huc pertinet. Hinc signa modo evidentiora, modo obscuriora reddi necesse est. Inter manifesta signa hoc potissimum est, si sciamus, praegressam esse ventriculi Inflammationem. Si tunc remanet epigastrii aliquis tumor cum calore, nausea insuperabili, vomituritione, Cardialgia, haec omnia magnam suspicionem movent Vomicae ventriculi. Saepe plura alia sontica symptomata adduntur, mirabilia valde, propter caussae ignorationem, v. c. Dysphagia, Dyspnoea, singultus non compescibilis cum ingente siti. Prorsus mirabilis legitur observatio (*Recueil periodique d'observations de medecine, de chirurgie et de pharmacie*, T. I. Paris 1764, quam repetierunt Commentar. Lipsiens. de rebus in scientia naturali et medic. gestis. Vol. VI. p. 70.): puella ab ictu in dorso primo experiebatur vomitum sanguinis et alimentorum per aliquot annos; deinde Apoplexia corripiebatur cum Paralysi, tandem post plurium annorum calamitates Vomica ventriculi affecta est, a qua progressu temporis tamen restituta fuit.

Morbi eventus.

Sed plerumque post tres quatuorve septimanas a nata inflammatione Vomica rumpitur, rejiciturque multum sanguinis grumosi cum ingente vi puris, ad aliquot subinde libras. Accidit quoque, ut erosione vasis sanguiferi vomitus cruentus illico letalis cum Vomicae ruptura fieret. Semper quoque, rupta Vomica, pus et sanguis per alvum secedunt.

Alius eventus Abscessus ventriculi, si extrorsum vergit, peritoneo sub inflammatione cum ventriculo concreto: sponte aperitur extrinsecus abscessus et vix coalescit, sed ulcus fistulosum relinquit insanabile, sed cum eventu vario; namque per hoc ulcus fistulosum non purulentus tantummodo humor, verum etiam pars alimentorum quotidie evacuatur, ex quo Tabes famelica. Interim experientia docuit, post plures annos superstites esse ejusmodi ulcere extrinsecus hiante affectos. Sexagenariam mulierem per sex annos tale fistulosum ulcus absque magno incommodo gerentem vidit *Swietenius*, adducitque aliud exemplum (*Journal des Scavans* Ann. 1737.) de puella, cui ex simili ulcere pars costarum cariosa abscederet, quam prae ingente fame et debilitate omni horae quadrante cibum sumere oporteret, quae tamen, ulceris orificio paulatim angustiore, viginti tres annos vixit, satis sub finem robusta. Simile exemplum retulit *Wencker* (Historia et sectio virginis ventriculi ulcus per XXVII annos alentis. Argentorati 1743), haec tamen rariora sunt. Plurimis in exemplis, nisi ulcus externum fuerit, ut pus suum libere emittere possit, aut nisi Vomica mox coalescat et consolidetur, a suspenso ventriculi officio aegrotus haud magna interjecta mora fato cedet, tum propter famem et Febrim hecticam, tum etiam interdum propter supervenientem ex nova inflammatione Febrem hecticam acutissimam, lyngodem et lipyriam Veterum.

Curatio.

Quoad curationem Vomicae ventriculi medico exiguae partes datae sunt, ita quidem, ut plurimum profecerit, qui minimum nocuerit. Si suspicamur, ex praegressis quidem caussis, Vomicam clausam in ventriculo natam esse, tepidus tantum potus mucilaginosus ex decoctione Althaeae, vel infuso Florum Sambuci cum lacte, vel jucundior ex radice Salep, vel jusculum pullorum, parca semper in copia, saepius tamen, aegroto offerendus est. Ab externis remediis, praeter mollissimas inunctiones cum Oleo Hyoscyami, parum auxilii exspectandum est. Rupta feliciter Vomica, mollissimis lotionibus in anum inmissis curandum est, ut purulentus humor grumosusque sanguis per alvum secedat. Ad consolidandum ventriculi Abscessum nil efficere possumus, nisi quod ventriculo maxime parcamus victu: hic quidem tenuissimus offerendus est ex pullorum jusculo, lacte diluto eoque tepido, vitello ovi recente, ad parvula cochlearia subinde datis. Ut tamen fames sedetur, vires serventur, animi deliquium caveatur, nec prae magna debilitate pus malum fiat et acre, aegrotus per plures dies enematibus ex jusculo carnis cum ovi vitello nutriendus est, quem in finem balnea etiam tepida ex lacte adhiberi possunt. Hac ratione forte obtineri poterit, ut simplex Vomica, imminuto quoad tempus ventriculi motu proprio peristaltico, coalescat. Remanentem debilitatem et sensilitatem victus exquisita ratio paulatim emendabit. Medicamenta omnia suspecta sunt, saltem non nisi amara pura eaque valde diluta tentari possunt, praetulerimque fere lactis tepidi moderatam copiam mane et vespere, pauca forte aquae carbonicae copia parum diluti. Cetera tempori, diaetae et regimini committerem.

Sed alia eaque fere pejor et prorsus insanabilis exulceratio ventriculum interdum male habet ex induratione sive Scirrho ventriculi, maxime circa utrumque visceris orificium, praesertim circa pylorum oriunda. De lenimine morbi ex iis, quae de Vomicae ventriculi curatione attulimus, judicari potest, dicemusque mox paulo copiosius, de pancreatis simili morbo dicturi.

Enimvero ex tota hac aegritudine hoc maxime docendum est medicis, ut cautissimi sint in curandis ventriculi affectibus, inprimis insolitis, quarum caussam ignorant, nec facile ad vomitoria progrediantur, nec nimios in usu calidorum remediorum, nomine stomachicorum se exhibeant. Est enim vomitorium non solum propter latentem aliquam ventriculi Vomicam periculosum, verum utrorumque remediorum genus propter vasorum ventriculi plenitudinem atque latentem ad inflammationem propensionem, vel propter fabricae in ventriculo morbos, puta indurationes, angustationes Carcinomataque majorem in modum anceps.

Pancreatitis ulcerosa.

Regneri de Graaf, de succo pancreatico in Opp.

Historia morborum Vratislav. Ann. 1700.

Harles über die Krankheiten des Pancreas in den Jahrbüchern.

v. Swieten Comment. in Aph. §. 958.

Diagnosis.

Pancreatis morbosi investigatio propter situm ejus a ventriculo occultatum longe difficillima, saltem lienis exploratione longe difficilior. Si qua igitur de morbosa pancreatis affectione quoad fabricae degenerationem suspicio fuerit, praestat, eam explorationem mane vacuo ventriculo aegroti instituere, qua in exploratione eum situm habeat, ut flexis manibus genibusque prono corpore incumbat. Sic pendulo et relaxato abdomine vacuoque ventriculo optime percipi poterit pancreatis, si quis adest, tumor. At enimvero, nisi jam major fuerit illa pancreatis degeneratio, nec sic deprehendetur pancreatis vitium. Quod majus vel sueta ventriculi exploratione detegi poterit, etsi tunc dubium omnino sit, utrum ventriculo, an pancreati accurate tribui debeat, atque accuratissima diagnosis morbo adeo progresso ad curationem parum conferre possit, prognosisque aeque infausta sit, sive ventriculum, sive pancreatem morbus habeat. Pancreas porro, quum nec membranaceam nec parenchymatosam proprie, sed glandulosam structuram habeat, tales, dum suppurat, Vomicas non efficit, quales in visceribus membranaceis et parenchymatosis visceribus inveniuntur, sed, ut in ceteris glandulis conglomeratis, dum suppurant, simul adest nonnullorum acinonum durities et intumescentia, atque corruptio cum sordido viscosoque pure hinc inde latitante, ut pedetentim tandem glandula corruptione et suppuratione destruatur, idem prorsus fieri debet, si pancreas simili morbo affectum est.

Diagnosis autem facilior aliquo modo redditur singularibus pathematibus. Solent vero miseri, quibus pancreas, partim tumore et induratione, partim exulceratione, male afficitur, mirabilem praecordiorum anxietatem experiri doloremque lumborum gravativum; quod utrumque symptoma post pastum magnopere augetur, ita quidem, ut una alteraque post pastum hora gravis Cardialgia et colicus dolor aegrotum male habeat, desinens tandem quotidie in vomitum. Sic vel propter alimenti penuriam contabescunt aegroti. Hactenus omnia morbi symptomata tamquam ex induratione pancreatis vel ventriculi prodeuntia haberi possunt; sub progressu autem morbi purulenta cruentaque vomitu rejiciuntur, eademque et per alvum secedere solent; at quae materiae excretae fere docere possunt, fontem earundem admodum probabiliter in pancreate esse, quum, si ex ventriculo affecto prodeant, morbus fere similis Melaenae ratione qualitatis excretionum esse soleat. Porro sedes morbi illustrari interdum saltem poterit, si cognitum habemus, aegrotum jam longius morbo conflictatum esse, qui fere ex pancreate oriri solet. Est is morbus succi pancreatici copiosior et abnormis secretio et excretio per alvum diarrhoeae forma, cum multiplici dolore, alternans cum Ptyalismo. Qui morbus non potest non tandem pancreatis fabricam morbose afficere, ut partim induretur, partim exulceretur.

Ex quibus omnibus elucet, morbum fere eodem jure ad pancreatis indurationes, quam ad exulcerationes referri posse, hasque exulcerationes fere semper pro secundariis habendas esse saltemque utramque morbosam affectionem tantum non semper conjungi.

Caussae.

Caussae morbi aeque obscurae sunt, ac morbus ipse. Num externa aliqua violentia epigastrio illata nasci possit, ignoro, nec hujusce rei certum exemplum me legisse memini. Familiaris solet esse, appropinquante senio, viris litteratis, polygraphis, sessili perpetuo affixis et sic inter legendum et scribendum abdomen comprimentibus; vidi quoque aliquoties in vinopolarum ministris (vulgo *Küfer*) qui vina tractant: neque tamen suspicionem probaverim, in his nasci posse ex vino Plumbo forte mangonisato, vidi enim, ubi hoc facinus nullo modo locum habebat. Declaraverim potius ex ipsius vini spiritusque vini longo abusu, his hominibus familiari, nec non ex eo, quod potissimum jejuni vina acida, austera, paucorum annorum, imo vel horaea degustare soleant. Sufficere debet plerumque proh dolor! medico, morbum cognovisse, ne in prognosi fallatur, nec temere curationem per incongrua et nociva remedia tentet.

Curatio.

In salivae fluxu habituali, inprimis si cum diarrhoea alternet, morbum fere e longinquo praenoscere possumus, saltem facile oriundum. Atque sic ad salivae fluxum cohibendum abstinebimus omnibus remediis adstringentibus, operamque potius dabimus, ut mitissimis remediis resolventibus blandissimisque roborantibus opem feramus. Aquae medicatae mitioris indolis, tum balneis tum interno usu adcommodatae sunt, respicereque medicus debet totam aegroti constitutionem et vires, malique progressum, ut inter fontes medicatos saluberrimum eliget videatque, num potentibus thermis Carolinis adhuc locus esse possit.

Si autem indurationem pancreas jam contraxerit, irrita erunt omnia medici consilia. Tentari possunt resolventia, quae ad hanc glandularum affectionem laudantur, notissima quidem, sed vix satis efficacia, Gummatum ferulaceorum selectiorum, Saponis stibiati et inprimis Conii maculati, Belladonnae cum Hydrargyro muriatico miti usus. Nec reprobaverim prudentem Mercurii dulcis usum ad mediocrem salivationem, quae forte illitu Unguenti hydrargyrati securius etiam excitari poterit. Idem Unguentum, Ammoniato additum, epigastrio adfricari poterit atque superimponi Emplastrum Conii et Hyoscyami. Simul fere in usum vocari possunt balnea tepida ex multo Sapone Herbaque Conii et Hyoscyami. Aestivo tempore valde proderit, mitiores thermas adire, inprimis Emsenses eosque, in quibus lutum fontium medicatorum se utile praebuit v. c. Eilsenses, Marienbadenses; quorum tamen fontium internus usus iis tantum suaderi poterit, isque satis modicus ex tepefacta et lacte paulo temperata aqua, qui viribus nondum adeo fracti sunt. Sed vix haec omnia in morbo confirmato opem ultra ferent, nisi ut malum lentius proserpat. Quodsi autem malum suppurationem jam accersivit, non nisi de hominis vita conservanda et ingentibus torminibus sedandis cogitandum est. Quod eo victu mollissimo et euchylo, etiam ex lacte, quod optime ferri interdum vidi, quem ad stomachi similem affectionem laudavi, fieri debet. Dolores externo internoque Opii usu, prudente tamen, leniendi sunt, aegrotus enematibus nutrientibus et balneis mollissimis ex lacte alendus est. Pestifera et hic, ut in stomacho affecto sunt vomitoria, purgantia, roborantia et remedia stomachica calida.

Phthisis intestinalis.

Aetii Amid. Tetrabibl. III. S. I. c. 42.

Boerh. Aph. 965. Pauca *Swietenius* ad hunc Aph. in quo *Boerhaavius* prorsus egregie.

Rud. Aug. Vogel Prael. Cap. de intestin. inflammat. §. 213.

Haller opusc. pathol. Observ. 28. (ulcus coli in ventriculum patens).

Plures observat. vide apud *Ploucquet* voce **Intestinum.**

Definitio.

Tabem intestinalem voco, in qua vires corporis consumuntur et corpus contabescit propter intestinorum functionem praecipuam, quae certe nutritioni inservit, morbo aliquo intestinis proprio sublatam. Quod si fit cum intestinorum exulceratione, Phthisin intestinalem proprie dixerim.

Symptomata.

Commune morbi symptoma est, alvum frequentius per satis longum temporis spatium solvi, etsi aliqua mora subinde interjiciatur, atque ex hoc longo alvi profluvio, quoad excretorum qualitatem admodum vario, corpus consumi.

Alvi profluvium generatim ad Phthises tantum non omnes, nec non ad Hydropes accedere, idque colliquativum, si vires illico dejicit, et cadaverosum dici, si faeces descendunt majorem in modum putridae et pessime olentes, inter omnes constat. Atque hae diarrhoeae tantum symptomaticae sunt. Porro constat, ipsam materiam purulentam ex vicinis, immo etiam ex remotioribus visceribus ad intestina deferri et sic Diarrhoea purulenta, subinde in salutem aegrotorum, excerni, quod alvi profluvium purulentum etiam symptomaticum est: quam propemodo eandem symptomaticam naturam habet in nonnullis singularibus alvi profluviis tabem adducentibus et:

I. Quidem in Fluxu hepatico vero (Hepatirrhoea), in quo intestinorum vasa sanguifera sanguinem tenuem continuo plorant, unde diarrhoea continua, etsi subinde aliqua mora interjiciatur, in qua faeces tenuiores tenui sanguine fere aequabiliter tinctae secedunt; medici apte comparant cum lotura carnis. Caussa partim aliquo sanguinis circuitus in visceribus abdominis impedimento contineri videtur, atque utique experientiae respondet, eos, qui antea morbo haemorrhoidali affecti essent, senio propiores vel in ipso senio hoc Fluxu hepatico affici exque eo cum tabe totius corporis corporis incipienteque Hydrope perire. Minime tamen pro solo haemorrhoidali morbus habendus est. Partim autem et hanc praecipuam caussam morbi esse puto: sanguis generatur tenuior, non satis vitalis, propter assimilationem imperfectam, qui accedente vasorum sanguiferorum in intestinis debilitate, ex his facile, non quidem magna copia, attamen continuo secernitur. Morbus igitur ad intestina sola non pertinet, sed altiores radices in visceribus abdominis omnibusque assimilationis instrumentis habere videtur; interim hominem Febre hectica et Tabe consumit.

II. Similis ratio est cum Fluxu coeliaco, in quo diarrhoea etiam longa homo consumitur, cum qua faeces albidae, gryseae, mucosae, saepe cum ingente foetore secedunt. Et haec diarrhoea interdum inducias dat, sed brevi revertitur. Veterum cum recentioribus plurimis nonnulli olim propter albicantem faecum colorem et tabem, quam corpori infert, pro chyloso profluvio habuerunt; quos inprimis refutavit *Vogelius* *) et ex mea sententia recte docuit, morbum ad Cachexiam pertinere, contine rique debilitate instrumentorum assimilationis viscerum, praecipue abdominalium liquorumque

*) Morbum vel solus optime descripsit et quoad naturam recte dijudicavit *Vogel* in Prael. et in Diss. singulari: Fluxus coeliaci genuina notio atque ratio exposita.

quorumque digestivorum in illis praeparandorum inertia.

Nuper *Richterus* pro Diarrhoea mucosa habuit, qua crassa intestina tantum affecta essent. Diarrhoeam mucosam saepe vidi, viderunt medici omnes haud raro. Fluxum coeliacum, morbum sat rarum, aliquoties vidi et curiose observavi. Omnes periti medici has Diarrhoeas mucosas, in curatione plurimum taedii habentes, nec tamen corpus adeo facile tabefacientes, a vero Fluxu coeliaco distinxerunt, qui etiam mihi et decursu symptomatibusque et eventu longe diversus a Haemorrhoidibus mucosis et Diarrhoea mucosa visus est. Tabem cum incipiente Hydrope adducit. Symptomatica porro est purulenta Diarrhoea in:

III. Phthisi mesenterica ex exulceratione glandularum mesenterii, maxime longo morbo scrofuloso harum glandularum superveniente, quem morbum proprie Phthisin mesentericam dicunt. In hac interdum pus ad intestina pervenit, interdum in cavum peritonei sese evacuat, unde tympanitica affectio et Ascites purulentus. Quod si etiam non fit, Diarrhoea semper accedit sub finem colliquativa. Morbus fere semper letalis propter glandularum vitium scrofulosum.

IV. **Vera et idiopathica Tabes et Phthisis intestinalis** ipsis intestinis primario morbose affectis continetur, quod fit vera exulceratione intestinorum, quae multis modis locum habet. Venena corrosiva hanc exulcerationem interdum afferunt. Alias ex longa Dysenteria, attamen haud frequenter, oritur. Praeterea loca in intestinis scirrhosa indurataque, inprimis ad solennem alvi obstructionem solvendam acrioribus purgantibus irritata, pus tandem concipiunt atque in ulcera abeunt, interdum maligna et carcinomatosa, quae malam naturam fere saepius in intestinis, quam in ventriculo habent. Omnes hae intestinorum exulcerationes cum minori majorive, interdum saevo dolore sunt, ad certum locum abdominis adstricto. Mox alvi obstructio, inprimis ab initio adest, quam subinde excipit vehementius profluvium cum dolorum, alias fere perpetuorum, augmento; faecesque rejiciuntur diversi coloris, partim sanguinolentae partim purulentae eaeque foetidissimae, immo cadaverosae. Interim homo longa Tabe et Phthisi perit, cum pedum Oedemate et Ascite incipiente, ad quam tympanitica affectio subinde accedit. Interdum ad viscera prope sita v. c. *) vesicam urinariam cuniculos ducit malignum ulcus, quod crassa intestina fere saepius occupare videtur. Denique Enteritis, ut in Hernia incarcerata, interdum ita etiam aliis in abdominis locis, (*Aretaeus* loc. cit. vidit in colo prope jecur, dissecuit ipse) abscessum format, quo pus extrinsecus saepe feliciter evacuatur. Vomicae intra intestinorum tunicas nonnunquam formantur, quae pus intra canalem intestinorum, cum dubio semper eventu, etsi generatim tolerabilius, evacuant; quam si in cavum abdominis dimittunt, abscessum in Enteritide futurum indicant novi horrores post inflammationem non omnino discussam, obtususque et gravans in aliquo abdominis loco dolor. Puris evacuatio intra XIV dies plerumque contingere solet.

*) Jam pridem vidit *Aretaeus* de causs. morborum chronic. L. I. c.9 .
Pohl de abscess. vesic. urinar. et intest. coli Progr. Lips. 1777.
Weitz neue Auszüge aus Disputt. IX. Bd.

Curatio.

Superest, ut de curatione omnium horum affectuum, qui Tabem et Phthisin per intestina afferunt, dicam.

I. Quam longa Diarrhoea requirat, quam inter longa alvi profluvia Fluxus coeliacus et hepaticus speciatim poscant medendi rationem, hujus loci non est copiosius exponere. Alvi profluvia diuturna atque habitualia, si praeter debilitatem et summam irritabilitatem intestinorum nil morbosi alunt, idoneo victu et regimine longius adhibito optime sanantur. Inter motus genera vectio, inprimis autem equitatio optime prodest. Cutis cura, ut bene perspiret, maxima esse debet, quem in finem indusio laneo utatur aeger, panno laneo abdomen, immo totum corpus mane perfricetur, balneis tepidis, immo fere moderate calidis, subinde utatur aeger.

Ex medicamentis prosunt: primo mitia vomitoria ex Ipecacuanha iterato adhibita, deinde Rheum minoribus praebiis, addita etiam Radice Columbae, praestantissimam fere contra haec longiora alvi profluvia virtutem exserere solet, quo nomine Tinctura Rhei vinosa maximopere commendari meretur; tum medicamenta ex Cascarilla, Columbo et Angustura, nec non ex Lichene Islandico, Glandibus iligneis tostis confirmandis intestinis egregie inserviunt. Denique remedia ex Ferro cum aromate curationem absolvunt, quem in finem Vinum martiale cum aromatibus in usum vocari poterit. Ad remedia adstringentia non facile veniendum est, tum quoniam breve tantum leninem afferunt, quod profusior diarrhoea facile sequatur, tum quoniam in iis haud levis metus semper esse debet, ne aut periculosis congestionibus occasionem praebeant, aut, ipsa intestina hinc inde angustando, irritando, clandestinam inflammationem atque aliquam indurationem aliamve morbosam metamorphosin, vel adducendo, vel quae forte jam adest, in pejus mutando, adducant. Nihilominus tamen prudens medicus in longa intestinorum relaxatione, quam habitus corporis luculenter docet, etiam adstringente medicina uti poterit. Tanquam mitissimum id genus remedium Lignum Campechiense usu comperi, cujus extractum Aqua Cinnamomi solutum sat efficax et securum reperi; nec a Ratanhia abhorrerem, neque ipsa rudiora adstringentia v. c. Radices Bistortae vel Tormentillae, si cum aromate, Cinnamomo, Nuce Myristica, Faba Pechurim minori dosi praebentur, reformidanda sunt. Magna autem irritabilitas et sensilitas intestinorum plerumque efficit, ut horum adstringentium, immo adeo roborantium medicamentorum usus non bene feratur, immo Diarrhoea fere ex illis augeatur. Quapropter et hic investigandum est, utrum cum torpore morbus sit, ad quem eximie conferunt, additis aromaticis et paulo irritantibus v. c. Calami radice vel Angelicae vel Floribus Arnicae, an cum irritabilitate, in qua, nisi nocent, parum juvant. Hic praestat, irritabilitatem moderari parvis Ipecacuanhae praebiis, vel etiam, quod in longa Diarrhoea hypochondriacorum vel hystericarum semper fieri debet, Opio coërcere. De remediis externis simul assidue in subsidium vocandis, linimentis, enematibus etc. non est, quod dicam.

II. Quae ex hac medendi ratione remediisque laudatis maxime proficua sint ad cohibendum Fluxum coeliacum, hepaticum, lientericum, facile ex illis colligitur, quae de singulari natura horum alvi profluviorum attulimus. Dolendum tantum, haec alvi profluvia fere in provectiore aetate homines adoriri, ubi minor integrae curationis spes est. Novi tamen, nisi occupaverint senes, coërceri potuisse, ut plures adeo annos aegroti superessent, et sat bene se haberent, a morbo suo parum impediti et fere liberi. Oportet autem medicum in his longis alvi profluviis curationem in duas partes deducere, ut primo semper cohibeat Diarrhoeam, quae non potest non debilitate irritationeque morbum pertinaciorem et magis refractarium reddere, deinde, ut ex compescita paulo Diarrhoea, interjecta mora medicus utatur ad removendas singulares horum morborum caussas: v. c. in Fluxu hepatico ad liberandum sanguinis in abdomine motum, atque intestinorum vasa confirmanda, in Fluxu coeliaco ad viscera reseranda et totum corpus viribus instaurandum, in Lienteria ad liquores digestivos, maxime bilem, inertes emendandos et irritabilitatem intestinorum etiam antispasmodicis et usu Quassiae coërcendam.

In his autem duabus curationis partibus persequendis medicus omnino scire debet, summum praesidium semper esse ex robore tum partibus affectis, tum toti corpori restituto; siquidem resolventia remedia Diarrhoeam facile provocant ideoque non nisi admodum provide in usum vocari possunt nec non, quoniam instauratae corporis vires impedimenta in visceribus sita optime tollunt, et liquoribus digestivis debitam efficaciam communicant. Victui igitur et regimini plura danda sunt, quam medicamentis.

III. Phthisis mesenterica quomodo arceri debeat, facile ex illis colligi potest, quae de Atrophia, praesertim scrofulosa, copiose docuimus. Phthisi huic vere ortae et confirmatae nemo medebitur, quum tot glandulas morbose affectas, quarum una post alteram pus contrahat, nemo expediet. Incipientem morbum, qui fere cum Diarrhoea longa esse solet, Ammonio muriatico compescere pluries contigit; confirmata autem hac Phthisi, vita sub apto regimine et favente anni tempore, ut in phthisicis, trahitur; pus in intestina raro depluit, quae colliquativa Diarrhoea potius excercet, nec saepius in cavum abdominis, saltem majore copia, pervenit, quum raro majores Vomicae adsint. Accedit longe plurimis in exemplis Tympania et Ascitis, finem tantis puerorum miseriis imponens.

IV. In vera Phthisi intestinali ex ulceratione intestinorum oriunda, praeter accuratum victum et regimen, quibus aegrotis optime consulitur, medicus eo niti debet, ut liberum puris exitum promoveat, tum enematibus demulcentibus, mollissimis, moderata copia sine vehementia sed blande injiciendis, tum simili potu mucilaginoso, maxime ex lacte. Medicamenta fere omnia aliena sunt, nisi emulsiones gratas, addito etiam Syrupo vetere Diacodion vespere praebendo, si dolores urgent, medicamentorum nomine dare volueris. Ita fore sperandum est, ut ulcus consolidescat; quod olim efficere voluerunt remediis balsamicis, ex Terebinthina etiam, tum interne datis, tum enematibus additis. Quae mihi quidem parum proficua esse videntur, immo ut acris Terebinthina, efficacissimum intestinorum irritamentum, rejicienda. Alii Aquam Calcariae lacte satis dilutam ad exsiccanda ulcera laudarunt, in quo remedio nil timoris inest. Praetulerim tamen lactis, primo Aqua Selterana, deinde Spadana diluti ejusque tepidi minori copia quotidie subinde dati usum. His medicamenti loco Lichenis Islandici decoctio vel gelatina ex eo parata recte additur, vel puls ex Radicis Sarsaparillae pulvere ex lacte vel jure carnium cocta. Ad intestina firmanda enemata laudo gelatinosa ex pedibus vervecinis, vel ipso Lichene Islandico, vel sub finem curationis ex decoctione Corticis Peruviani, infusis simul Floribus Millefolii, paranda, quibus, ne irritent, vitellus ovi atque, ut retineantur, Opii tantillum adjiciendum est. Sanati diu omni ciborum genere acri, flatulento, obstruente, qui niminm excrementi rudioris relinquat, abstineant, vitentque motum corporis, quo intestina facile nimis commoveantur, viresque corporis ambulatione potius confirment, abdomenque contra frigoris injurias indusio vel fascia ex lana defendant.

Phthisis renalis.

Hippocrates de intern. affectionibus. §. 15. 16. 17. 18. p. 215. seqq. edit. Linden.

Aëtii Amid. Tetrabibl. III. Serm. IV. c. 18.

Dan. Sennerti Practic. Medic. L. III. Partic. VII. Sect. I. c. 9. et seqq. diligenter et perite.

Historia morborum Vratislav. 1700.

Troya von den Krankheiten der Nieren und der Harnblase. Aus dem Italien.

v. *Swieten* Comment. in *Boerhaave* Aph. T. III. Aph. 1001.

Walter einige Krankheiten der Nieren und Harnblase, untersucht und durch Leichenöffnungen bestätigt. Berlin, 1800.

Cf. *Ott* Diss. Histor. renis sinistri maxime tumidi et corrupti in cadavere humano reperti, in *Haller* Coll. Diss. Pract. Vol. IV.

Morbus, qui exulceratione alterutrius renis vel etiam utriusque continetur, Phthisis renalis, Hectica nephritica et Nephropyosis vocatur, etsi forte Hecticae nephriticae nomen ad internas renis corruptiones ex Tumore, Tuberculis, Scirrho, Carcinomate etc. accommodatius sit.

Similem morbum in infante extispicio deprehendi, quem, dum viveret, nemo suspicari potuit: videbatur ex mesenterio esse, cui Ascites supervenerit; nulla unquam in lotio mittendo difficultas, nulla in urinae secretione imminutio, nulla in lotio morbosa qualitas. Ita et tum perfecte ren sanus morbosi munere fungitur.

Diagnosis.

Hinc jam intelligitur, quam necessarium sit, ad omnia signa attentum se praebere, ut satis certa potiamur prognosi. Juvat ad hanc:

I. Respicere ad aegritudinem praegressam aptam ad excitandam in rene suppurationem nec non ad caussas, quae in renem forte egerunt tam violenter, ut suppuratio nasci potuerit. Tales caussae sunt violentia lumbis ideoque renibus, inprimis contusione, illata acriorumque diureticorum abusus. Hae caussae Nephritidem afferunt vel acutam satisque manifestam, vel diuturnam occultiorem. Praeter Nephritidem, suppuratione renem afficiunt Haematuria saepius reversa, pituitosa renum affectio, sive Nephralgia pituitosa, et affectio renum calculosa. Cum his caussis et aegritudinibus conferri debent:

II. Signa omnia, quae suppuratio hujus visceris in singulis exemplis exhibuit, quo pertinent: *a*) Ponderis et gravitatis sensus in regione lumbari cum sensu stuporis in crure lateris affecti. *b*) Abscessu extrorsum vergente hic nonnunquam satis manifeste percipitur in regione lumbari, vel etiam detegitur tumor fluctuans, si aeger in dorsum decumbit. Sed hoc in signo, si alte tantum et veluti in profunditate abdominis tumor percipitur, magna opus est circumspectione, quum talem tumorem alius generis prorsus esse posse experientia docuerit v. c. ab uretere propter lotium retentum majorem in modum dilatato; ne de Aortae Aneurismate dicam, quod minus peritum forte fallere possit.

III. Certissimum morbi signum videtur, si cum urina pus excernitur, bene monente *Hippocrate* (Aph. IV. 75. sequ.). Quum tamen puris fons in vesica urinaria etiam esse possit, hoc in utroque morbo discriminis interest, quod pus ex renibus proveniens cum lotio intime permixtum excerni soleat atque diutius permixtum maneat, quod mittatur plerumque sine magno in mictione incommodo; quod contrario modo se habet, si in vesica pus vel materia purulenta generata fuit. Urina in ipsa Nephropyosi crassa prodire solet, coloris grysei lactescentisque, odoris mephitici, quae post aliquod tempus deponit materiam crassam, tenacem, flocculentam, veluti lacteam. Haec fere certissima signa sunt renis exulcerati.

Sed Veteres etiam commemoraverunt Nephropyosin metastaticam a pure ab pulmonibus vel hepate ad renem translato, huncque vitiante et erodente. Verisimile est, renum affectionem interdum ab initio morbi simulare posse hepatis maxime, vel etiam pectoris acutum morbum, atque sic Veteres credere potuerunt, pulmones vel hepar primarie affectum fuisse. Suo loco tamen monui, hepar omnino pus suum communicari posse reni proxime subjecto et hepar attingenti. Vidi etiam in femina, quae per plures annos phthisica pulmone, hac interdum aliquo liberebatur magno in lumbari regione abscessu. Extispicium docuit, abscessum pulmonalem ad regionem lumbarem penetrasse.

Prognosis.

Dum signa et diagnosin ulceris renalis docui, addidi simul caussas, quae hanc exulcerationem proferant. Ex his vero caussis ideoque suppurationis origine, nec non ex effectibus huic suppurationi propriis de prognosi prudenter statuendum est. Quae ex Nephritide manifesta orta fuit, renalis Vomica, modo pus suum commode effundit, spem sanationis admittit. Longe pejoris ominis est, quae ortum ducit a frequentiori Haematuria, vel diuturna Nephralgia pituitosa, propter magnam debilitatem, qua illi morbi renem jam vitiaverint. At prorsus mala prognosis fere esse debet, si Nephropyosis est cum Lithiasi vel diathesi calculosa in renibus, dum calculi ulcus sanari vix permittunt atque, si vel semel periculum evaserit aegrotus, subnascentibus iterum arenulis vel calculis renalibus, morbum semper denuo exasperari necesse est. Effectus autem puris in rene nati hanc dubiam immo malam prognosin fere confirmat. Felicissimus eventus est, si pus per urinas evacuatur; quod si satis cito fit, atque puris primo insigniter foetidi qualitas mox emendatur, homo servari poterit. Dubius valde eventus est, si extrorsum abscessus vergit, etenim pus longe lateque cuniculos agere solet atque sic cum multo cruciatu Tabe hominem consumit. Si vero extrinsecus feliciter pus evacuatur, magnus metus tamen semper esse debet, ne fistulosum ulcus per totam aegroti vitam perma neat. Si pus nullum exitum habet, totus ren vel inflammatione praegressa, vel aliqua renis emollitione, vel pure ipso in enormem aliquem saccum colliquatur, tunicis sat validis, atque tunc pessima Phthisis fere nasci solet. Commemorant etiam observationes, pus interdum exitum suum habuisse per intestina, quod vero quum fieri non possit, nisi pure per erosum peritoneum ad intestinum colon delato, magna destructio partium semper pertimescenda est; ut non nisi rarissime fieri possit, quin Phthisis subsequatur, quum pus non satis facile nec totum in intestina perveniat et ex his citum exitum habeat. Solet denique renis fabrica indurari simul; immo hac induratione, quam Veteres Scirrhum dixerunt atque inter eos *Trallianus*, *Paul. Aegineta* et *Aëtius* egregie illustrarunt, quorum loca *Swietenius* indicavit, morbus oritur satis difficilis cognitu, in quo aeger ponderis sensum in lumbari regione sentit, et stupore atque impotentia cruris fere paralytica in latere affecto afficitur; qui morbus in Hydropem primo Anasarcam, demum Ascitem pervenit.

Curatio.

Nato morbo et cognito, curatio secundum has indicationes tentanda est, *a*) ut pus commode et ocyus e rene educatur;

b) ut

b) ut, evacuato pure reni debilitato suum robur restituatur.

Quod vero Primam indicationem attinet, quum fere non nisi per urinas cum exoptabili eventu pus e rene evacuari possit, notandum est, Vomicam renalem eum situm habere oportere, ut pus suum in pelvim renalem effundat. Quodsi vero Vomica nata fuit circa renem in contextu celluloso adiposo, quo cingitur, nisi forte extrorsum facta incisione evacuari pus possit, pus totum renem consumet, ad cavum abdominis eroso antea peritoneo perveniet, vel, quod fere saepius teste experientia accidere solet, retro peritoneum ad pelvim usque cuniculos aget, cum pessima letalique Phthisi certe inevitabili. Si abscessus extrorsum vergit, tumoris natura accurata exploratione cognita, hic maturandus et deinde incidendus. Quam operationem, antiquissimis temporibus vel ipsi *Hippocrati* cognitam, Nephrotomiam dicunt, de qua egregie scripsit *Hevin* (*Recherches historiques et critiques sur la Nephrotomie* in *Mémoires de l'académie royale de Chirurgie*, T. III.). De modo operationis scriptores chirurgiae legendi sunt. Conf. *Troya über die Krankheiten der Nieren.*

Dictionnaire des sciences médicales, Article Nephrotomie et Reins.

Si autem pus per urinam exitum habet, haec excretio facilitanda et promovenda primo lenissimis, deinde paulo magis incitantibus remediis ad incitandam functionem renum adcommodatis. Primi generis sunt decoctiones Althaeae, lac, inprimis asininum, serum lactis dulce. Pergimus deinde ad lactis usum cum Aqua Selterana similique, ad Decoct. Hordei mellitum, ad Decoct. Radicis Graminis, Caricis arenariae, Sarsaparillae, Glycyrrhizae, Herbae Tussilaginis. Utne haerentes in colo duriores sordes premendo vel congestiones movendo puri obsint, tum victu congruo non multorum faecum, tum enematibus emollientibus curandum est. Immo expedit subinde alvum leniter movere linctu ex Oleo Amygdalarum cum Manna selecta, Saccharo et Semine Foeniculi. Veteres Pulpam Cassiae in hunc finem inprimis laudant, forte haud inepte, quum renes singulariter, innocenter tamen, afficere videatur.

Si vero arenulae calculique in renibus haerentes horum exulcerationem vel attulerint, vel alunt, semicupia prosunt fomentaque et inunctiones oleosae in abdomine et regione lumbari. Interno usui egregie inservit Aqua Selterana vel alia similis gasse carbonico satis dives, ut v. c Geilnauensis, lacte temperata. Poterit quoque ad promovendum puris secessum Aquae aëratae Mensurae dimid. addi Kali vel Natri carbonici Dr. β — Dr. j, quod medicamentum contra Calculos utique eximium Aquam dicunt mephitico-kalinam; cave tamen semper, ne nimis irrites, partitis igitur praebiis dabis, lacte semper temperatam. Ex veterum medicorum consilio et testimonio plurimis profuit Decoctum Radicis Ononidis spinosae. Motis in morbi decursu Calculis, per semicupia remediaque oleosa et Opium inprimis subveniendum et efficiendum est, ut satis celeriter per dilatatos canales Calculi promoveantur, quem in finem fomenta abdominis etiam et enemata oleosa recte in usum vocantur.

Secundam indicationem quod attinet, roboris restituendi debilitato reni, ex imminuta puris ejusque albidi et minime sordidi excretione potissimum judicatur, num renum ulcus ad consolidandum jam aptum censeri possit? si ita se habet, lac asininum, mox caprinum, Aqua Spadana vel Fachingensi paulo temperatum, praeberi debet. Inter ingentem autem stirpium adstringentium, paulo hic omnino utilium, farraginem a Veteribus laudatam, omnibus forte praeferri meretur Uvae ursinae herba, primo in decoctione cum Lichene Islandico, deinde in pulvere, vel cum Melle rosato aut Syrupo balsamico in Electuarium redacta, ad Scrup. j — Drachm. β ter quaterque per diem. Nec omnino rejecerim Balsamorum naturalium providum usum, si ea utitur prudentia medicus, qua *Swietenius* praeivit exemplo suo; praescripsit nempe Balsami alicujus nativi, vel Terebinthinae, vel Copaivae, vel Meccani Drachmam cum Uncia Succi Glycyrrhizae inspissati mixtam, et ex hac massa grana xx — xxx in pilulis dedit omni quadrihorio jussitque superbibere Serum lactis. Denique sub finem utilitate non carebunt pilulae similes ex Mastiche, Olibano, pauco Extracto Tormentillae et Balsamo Indico nigro, vel saltem Syrupo balsamico.

Veteres, ut videre est ex *Sennerto* l. c., etiam de ureterum morbis, angustia scilicet, obstructione, suppuratione, praecepta communicarunt, qua in re veterum magistrorum diligentia laudanda, etsi utilitatis parum habere posse videatur. Etenim quae ad angustiam et obstructionem pertinent, praeterea quod ad morbum calculosum proxime spectant, alia remedia non habent, quam proposita ex fomentis, enematibus, semicupiis oleosis et recto Opii usu, nec suppuratio singularem curationem exigit. Concedendum tamen, etiam in Nephropyosi medicum attentum esse oportere ad doloris sedem, ut, si is forte ex Calculo oriundus ureteris ductum sequatur, ad remedia modo laudata emollientia et antispasmodica confugiat eaque diligentissime adhibeat. Sed singularem locum inter exulcerationes internarum partium sibi vindicat vesicae urinariae suppuratio, de qua nunc dicendum est.

Exulceratio vesicae urinariae.

Scriptores.

Praeter jam in Nephropyosi laudatos, inter quos iterum eximii sunt:

Sennerti Practic. medic. L. III. Partic. VIII. Sect. I. cap. 6. et *Troyae* liber laudatus, conferri merentur:

Tulpii observatt. L. III. c. 2.

Kleinii Interpres clinicus, Cap. de Renum et Vesicae urinariae morbis reliquis. p. 250.

Frider. Aug. Weber de causs. et sign. morborum. L. II. p. 245.

Aëtii Amyd. Tetrabiblion. III. Serm. III. cap. 29. seqq. copiose ex *Rufo* et *Archigene*.

Fried. Hoffmann de exulceratione vesicae urinar. Opp. Supplem. T. II. 2.

Ysemaas de vesica urinaria ejusque ulcere. L. B. 1763.

Wilh. Schmidt über diejenigen Krankheiten der Harnblase, Vorsteherdrüse und Harnröhre, denen vorzüglich Männer im höheren Alter ausgesetzt sind. Wien 1806.

Soemmering über die schnell und langsam tödtlichen Krankheiten der Harnblase und Harnröhre im hohen Alter. 1809.

Inter scriptores therap. spec. inprimis *Frank* in Epitome.

Divisio et symptomata.

Exulceratio vesicae urinariae dicitur Cystitis purulenta vel Cystophthoë. Haec duplicis generis occurrit, altera superficialis in tunica mucosa interiori, altera ex Abscessu inter tunicas vesicae nato.

Prior, dum oritur, ad mucosa profluvia sive Blennorrhoeas pertinet, progressu tamen temporis in veram ulcerosam erosionem desinit. Confirmatam Veteres, praeeunte *Hippocrate*, Scabiem vesicae dixerunt, cujus haec *Hippocrates* signa attulit, talia quidem, qualia forte non satis accurate renum morbum a vesicae affectione distinguant, dum Aph. Lib. IV. 76 docet: *Quibus in urina crassa existente carunculae parvae, aut veluti pili una exeunt, his de renibus excernuntur*, quod merito miratur *Galenus*, quum potius talia concrementa in vesica gigni verisimilius sit. Recte vero addit aph. 77. *Quibus in urina crassa existente, furfuracea simul minguntur, iis vesica Scabie laborat.* Quibus verbis hanc superficialem vesicae ulcerationem satis luculenter descripsit, quum ex hac descriptione simul eluceat, cur Scabiem vesicae dixerit. Sed adduntur alia symptomata: haud sine molestia saltim, si non cum aliquo dolore, urina excernitur; accedit intolerabilis in pectine pruritus cum frequentissimo mingendi stimulo, secedente interdum etiam sanguine; urina quoque graviter olet. Merentur conferri, quae de his renum et vesicae morbis ex *Hippocratis* doctrina cum magna peritia tradidit *Celsus* L. II. c. 7.

Alterius vero generis Exulceratio vesicae urinariae intra vesicae membranas oritur, et Abscessum clausum sive Vomicam sistit, quae rupta ulcus in vesica relinquit. Ulcus autem vesicae, quocunque modo ortum fuerit, pure deprehenditur, quod cum urina non adeo intime mixtum est, ut non mox secedat. Simul pro varia ulceris sede dolor vel in pectine, vel in pube magis inest, cum urinae difficultate et Tenesmo. Frequentissime nempe insidet collo vesicae, et tunc ingens ad matulam stimulus adest et post mictionem satis acerbus dolor in pube et perineo, quod calet quoque pauloque tumet. Accedit tunc quoque saepe dolorifica penis erectio. Si autem in ipsa uretra, haud tamen proxime ab ejus bulbo, ulcus est, non solum ex praegressis hariolari licet, vesicam morbo vacare, verum etiam in mictione pus semper urinam praecedet, haec limpida erit, nec foetebit, quod in ulcere vesicae fieri necesse est.

Abscessus vesicae hos fere exitus habet: solvitur, dum pus ex uretra propellitur et defluit. Quo si non evacuatur modo et exitu, iter sibi parat per perineum, vel intestinum rectum, in feminis per vaginam. Interdum quoque erosa vesica pus suum cum urina in cavitatem abdominis evomit, unde horrenda symptomata, acerbus hypogastrii dolor, Meteorismus, Ischuria, sive urinae suppressio, spasmi horrendi tetanodes, qualem casum egregie descripsit *Tulpius* in observatione antea laudata.

Caussae.

Caussae Cystophthoës sunt: *a*) Cystitis acuta, sive ipsius corporis et fundi inflammatio diffusior, quae tamen satis raro in abscessum abit, dum, nisi celerrime discutiatur, Gangraena terminari solet. Infantibus valde funesta, ut *Bisseti* egregiae observationes docent. *b*) Saepius inflammatio cervicem sive collum vesicae occupat, quod inprimis accidere solet haemorrhoidariis et in gravissima Blennorrhagia uretrae (Gonorrhoea, Urethritide Prostatitide) quoque accidere potest. *c*) Calculi vesicae continua irritatione frequentissimam exulcerationis vesicae caussam afferunt. *d*) Catarrhus sive Blennorrhoea vesicae, tum acuta catarrhalis vesicae affectio, tum subinde chronica, utraque fere haemorrhoidalis, maxime cum Haemorrhoidibus albis sive mucosis nec non *e*) frequens et gravior Haematuria ex ipsis vasis vesicae; atque utraque haec morbosa affectio (*d* et *e*) Scabiem vesicae atque sic pessimam exulcerationem tandem adducunt.

Prognosis.

Prognosis quidem in Cystophthoë fere semper mala est, partim, quoniam caussae e. g. calculi removeri nequeunt, partim, quoniam vesica urinaria, vel cum suppuratione vel propter eam, fabricae vitia facile concipit. Atque aetas aegroti parum commodi promittit; solet enim fere hic morbus senibus accidere, in quibus propter naturalem hac aetate harum partium debilitatem, recte praesagiente *Hippocrate*, morbus prorsus insanabilis est. Porro pus ex Abscessu vesicae non nisi raro recto itinere per urетram manat. Saepius in perinaeo, intestino recto, vel utero vaginaque vias legit, cuniculosque agit vix accessorios. Sic tantum non semper fieri debet, ut homo tabe consumatur simili ejus, quam Nephropyosis adducit. Ad haec omnia accedit accuratioris diagnosis difficultas, inprimis si medicum latent, quae morbum praegressa sunt. Vix quidem fieri posse existimo, ut uretrae Abscessu fallatur medicus, qui *Frankii* metus est; sed prostatae ulcus cum vitio vesicae saepe conjungitur. Longior et fere periodica muci excretio a vera Cystophthoë eo distinguitur, quod illa semper inducias dare et intervalla habere solet. Meminisse tamen medicum oportet, hanc Blennorrhoeam vesicae longiorem et saepius recidivam in vesicae exulcerationem pronam esse et tandem desinere.

Luculentior res est et accurata diagnosis facilior, si ab acuta ideoque manifesta Cystitide morbus originem ducit. Quodsi enim satis acerbum dolorem in pectine homo iterum persentit, ad unum locum veluti fixum, acceditque multiplex in mingendo difficultas cum urinae incontinentia subinde conjuncta, atque si a digito in anum vel vaginam immisso dolorem magnum et ardentem in determinato vesicae loco homo persentit, atque haec omnia mox sunt cum puris excretione, de ulcere vesicae non dubitandum est, soletque morbum mox satis cito declarare Febris hectica cum celeri aegroti contabescentia.

Curatio.

Quantum ad curationem, alia est Scabiei vesicae, alia Abscessus circumscripti et definiti. In utroque tamen morbo ad singulares caussas, nec non ad morbi gradum sive progressum respiciendum est.

Vesicae scabiei cura.

Scabies quidem vesicae, etsi forte a Catarrho vesicae primam originem duxerit, distinctum tamen morbi genus est. Sunt, qui vesicae Catarrho sive, ut rectius dicam, Blennorrhoea plures per annos laborant, nec tamen ad vesicae Scabiem perveniant. Fieri potius solet, ut acuta vesicae catarrhalis affectio, Cystitidis aemula, immo vicina, hanc superficialem vesicae suppurationem afferat. Saepius tamen et in longe plurimis exemplis diuturna et perpetua vesicae a calculo irritatio hanc Sabiem demum affert. Semper igitur medicus explorare debet, an in vesica adhuc subsit catarrhalis aliqua inflammatio, an calculi perpetuum irritamentum, an longus pituitae decubitus, atque ad hanc triplicem morbi naturam curationem instituere. Si inflammationis notae adsunt, medelam afferat medicus moderate antiphlogisticam, quae acuto Catarrho debetur; hirudines perinaeo illico admoveat, deinde fotu emolliente ex Conio, Hyoscyamo et Aqua saturnina foveat, enemata emollientia in alvum infundi curet, minori quidem copia, ut circa partes affectas morentur, potum mucilaginosum jubeat, parvas Hydrargyri muriatici mitis doses iterato praebeat, et demum Opio, cui Ipecacuanham recte addiderit, et dolorem sedat et inflammationem penitus discutiat. Possunt quoque laudata remedia, Ipecacuanha cum Opii Extracto et Mercurio dulci beneficio Succi Glycyrrhizae inspissati in pilulas cogi et sic commode dari. Contra longum muci in vesicam decubitum pugnet remediis amaris mucilaginis aliquid habentibus v. c. Tussilagine farfara, Lichene Islandico, quibus Summitates Millefolii recte adduntur. Laudant Aquam Calcariae lacte temperatam, e cujus usu ego tamen eximiam utilitatem vix vidi. Blennorrhoea demum cohibetur pilulis ex Olibano, Mastiche, Myrrha et Balsamo Indico nigro. Est vero muci nimius proventus chylopoiesis imperfectae proventus. Illa igitur emendanda victu adcommodato et roborante medicina, in quorum usu aegrotus diu persistat. Si vero ex calculo irritamentum vesicam male habet, praeter remedia mucilaginosa et Aquae medicatae Gasse carbonico, lacte temperatae, et longus Uvae ursinae usus proderunt.

Ulceris vesicae manifesti cura.

In manifesto autem vesicae Ulcere aut pus per uretram expellitur, aut exitus quaerit extrorsum, in ano, vagina, perineo remotioribusque interdum locis. Quodsi ejusmodi tumor mature detegitur, opportuno loco celeriter maturandus et incidendus est, ut puri exitus detur, antequam plures sinus et cuniculos agere possit; deinde opera danda est, ut per sueta remedia, injectione applicanda, ulcus consolidetur. Quod tamen propter loci affecti sordes et declivitatem satis raro succedit, ut multum taedii haec curatio habeat. Interno usui ad vires conservandas et contra urinae acritatem eadem praebeantur remedia, quae ad Nephropyosin commendavimus. Injectiones primo fiant ex mucilaginosis, Althaeae, Hordei, Malvae decocto, addita Tinctura Opii et Aceto Saturnino melleque, deinde ex amaris, Chamomilla, Millefolio, Lichene Islandico, neque usus suus deest Myrrhae et Balsamis naturalibus, maxime Terebinthinae, tum interne tum externe prudenter adhibitis. Sed tenendum est, paulo acriora sine ingente dolore ulcerisque exasperatione non ferri, si ad vesicam pervenerint. Hae chirurgi partes potius sunt, qui etiam curabit, ut naturae iter urina legat. Moneo tantum, et in his nimiam festinationem facile caussam esse tardioris in curatione successus.

Phthisis uterina.

Scriptores praecipui.

Hippocrates de morb. mulier. L. I. Artic. 20. 61. 65. 78. 83. Loc. praecip. semiot. 89, item 90 distinxit ab Hydrope. Diagnos. 91, alibi passim.

Aëtii Amyd. Tetrabilb. IV. Serm. IV. c. 88 92.

Roder. a Castro de morb. mulier. L. II. S. II. c. 29.

Carol. Musitanus de morb. mulier. c. IX.

Astruc des maladies des femmes. T. III.

v. Swieten Comm. T. IV. Aph. 1392, dilucide, ut solet.

Roederer de ulceribus utero molest. Pr. in Opusc.

Cirillo consigli medici. L. II. c. 13.

Muzel Beobachtungen.

Frank epitome.

Recentissimi scriptores de morbis mulierum, *Capuron*, *Mende*, *v. Siebold*, satis noti.

Divisio.

Phthisis uterina sive Hysterophthoë, Metritis purulenta *Sauvagesii*, quae ob uteri exulcerationem fit, non unius generis est. Tres praecipuae formae distingui possunt: I. Si a Metritide non penitus resoluta Abscessus uteri nascitur. II. Tubercula sive indurationes uteri, aut inflammatione aut forte etiam aliqua emollitione, aut penitus occulto modo, pus concipiunt. III. Ex longa Blennorrhoea uteri fit suppuratio, ita ut humor primo puriformis, deinde vere purulentus secedat ipseque uterus demum erodatur. Ex hac erosione vulgo declarant Aphthas, quas pro secessione sive solutione epithelii uteri interni habent. Forte saepius ex coagulabili humore oriuntur, quem uterus secernit, aut generatim pro organisatione ut vocant spuria habendae, in quam pronae esse videntur membranae mucosae.

S i g n a.

Pro hac triplici exulcerationis uteri origine signa diversa sunt:

I. Si quidem Metritis praegressa est, quae non prorsus resoluta est et dolor obtusus in utero remanet, aliqua tensio, aliquis ponderis vel gravitatis sensus cum aliquo tumore, Abscessus valde pertimescendus est; qui metus omnino confirmatur, si Febris accedit hectica, sive fere jam phthisica,

sica, accessiones sat regulares formans, ab horripilatione incipientes et in profusos sudores nocturnos desinentes. Simul varios corporis dolores miserae experiuntur, inprimis capitis, digitorumque in manibus pedibusque satis acerbos. Atque jam sanies cruentumque pus longe foetidissimum ex vagina profluit. Abscessus uteri in ulcus abiit, quod, quoniam ex inflammatione uteri acuta et evidente natum est et cum gliscente inflammatione, Veteres Apostema calidum sive phlegmonoïdeum dixerunt.

II. Si vero Indurationes, vel Tubercula, vel aliae fabricae uteri morbosae affectiones, excrescentiae, Sarcomata, Fungi, atque in his ille inprimis, quem propter citum illaetabile incrementum, quo distingui solet, vivacem *Levretus* dixit, in Ulcus uteri abeuut, hoc valde obscura initia habet, inprimis, si de hoc uteri vitio exploratione antea non constitit. Diu miserae modicum dolorem et aliquam tensionem in aliquo uteri loco persentiunt, donec demum purulentus humor, sed modica copia, profluit. Febris hectica quoque cum suetis suis symptomatibus tardius accedit et obscuriora initia et tardius incrementum habet. Hunc Abscessum tuberculosum, sive rectius hoc ulcus, quippe fere sine luculentis inflammationis signis natum modo occulto, clandestino, Veteres Apostema uteri frigidum dixerunt. Solet hoc ulcus Leucorrhoea acris comitari.

III. Sed Leucorrhoea longa seu Blennorrhoea uteri tandem in feminis singulari dispositioni praeditis, ut equidem crediderim, uteri exulcerationem superficialem adducit. Tunc Fluor albus saniosus, purulentus acerrimusque pedetentim feminam prehendit; Vires consumuntur, Tabes marasmodes accedit.

Porro diversa est Ulceris in utero sedes, modo in fundo, modo in alterutro latere, saepissime fere in collo superiorique vaginae parte. Hanc diversam sedem etiam nonnulla signa commonstrare solent. Si est in fundo, dolor regionem renalem lumbaremque excercet et ad os sacrum descendit. Si in alterutro latere, dolor alterutram coxam, vel etiam inguen alterutrius lateris atque crus supremum, ubi finiuntur ligamenta uteri rotunda, occupat. Si in collo, pro diversitate sedis vel anterioris vel posterioris, vel vesicae collum simul afficitur cum urinae ardore et difficultate, vel intestinum rectum molesto dolenteque Tenesmo; hanc sedem quoque exploratio facile demonstrat.

Eventus.

Eventus Abscessus uterini hic est. In substantia uteri natus, phlegmonoïdeus praecipue, pus suum dimittit vel in uteri cavum, ut ex vagina profluat, vel in intestina (ileum) per Diarrhoeam purulentam (Observationes collegit *Swietenius*), vel in vesicam urinariam rectumve intestinum; vel sinus et cuniculos agit ad inguen et labia vulvae descendentes, vel denique, etsi sat raro, eroso peritoneo, in cavitatem pelvis effunditur. Pro hoc diverso eventu symptomata plura pauciorave, acerbiora vel paulo mitiora, Febris phthisica vehementior mitiorve. Sed in vehemente Febre phthisica fere omnes humores pure inficiuntur, ut non solum pus cum urina secedat longe foetidissima, verum etiam, sputa vere purulenta e pulmonibus rejecta fuisse, observatione compertum sit.

Ex his cunctis diagnosis Phthisis uterinae satis elucet.

Caussae.

Caussae exulcerationis in utero sunt: primo omnes eae, quae Metritidem inferre possunt, ideoque tales, quales in puerperis praecipue locum habeant v. c. partus difficilis, laesiones, quas in eo forte expertus est uterus, secundinae violenter extractae; deinde laesiones utero, tum gravido tum etiam non gravido, externa violentia, maxime vexatione illatae; tum longe plurima, quae uterum majorem in modum debilitant v. c. frequentes Haemorrhagiae, frequentes Abortiones, Leucorrhoea diuturna, embryo vel secundinae retentae putrescentesque, graviditas extrauterina ulcerosa perennis, dum embryonis partes per vaginam et intestinum rectum sensim excernuntur. Morbi in fabrica uteri, Polypi, Fungi pluriumque generum indurationes, Hydrops uteri, quem purulentum adnotarunt nonnulli v. c. *Bonetus*, graviditatem simulans, in quo tamen inflammatio prior adfuisse et in hunc Hydropem abiisse videtur. Qui autem secum reputat, quam copiosi humores atque in iis praecipue lymphatici et albuminosi ad uterum confluant, minime mirabitur, prae omnibus fere corporis humani partibus uterum ad morbosas vegetationes ipsiusque puris genesin pronum esse et proclivem. Denique nonnullae dyscrasiae morbosae uterum saepe afficiunt, syphilitica quidem et scrofulosa, atque ex hac posteriori saepe orta carcinomatosa, quae, sive ex vitio scrofuloso sive ex occulta diathesi orta fuerit, uterum saepissime affectat.

Prognosis.

Quoad prognosin, exulceratio uteri curatu semper perquam difficilis, sive Abscessu tantum contineatur, sive Ulcere aperto. Si Abscessus felici eventu in uteri cavum pus suum evomit, facile tamen Ulcus relinquit difficulter sanabile. Si in rectum evacuatur intestinum vel adeo in urinae vesicam, progressu temporis, ocyus vel serius, miseram Tabe consumit. Si aperitur in inguine labioque vulvae, utique sanationem haud adeo aegre admittit, ita tamen, ut sub continuato puris proventu ad cicatricem satis raro perducatur uteri ulcus*). Apostema tuberculosum longius quidem fertur phlegmonoso, sed vix facilius, immo aegrius, sanationem admittit. Solet haec suppuratio a

*) Vid. *Hippocratis* Aph. V. 47.
Ejusd. de morb. mulier. Lib. II. 29.
De signis suppurationis in utero Cf. egregium locum de morb. mulier. Lib. I. 88.

Tuberculis fere esse cum vegetatione illegitima, Excrescentiis, Fungis, Polypis, ideoque carcinomatosum Ulcus facile infert. Quae longam subsequitur Leucorrhoeam, inprimis si, quod fieri solet, annosis mulieribus accidit, vix umquam sanatur. Contra a Syphilide nata exulceratio curationi morbi primarii satis mature et recte institutae morem gerit. Scrofulosi vel occulti carcinomatosi vitii in utero alte radicati nullum certum medicamen hactenus cognitum est.

Curatio.

Curatio in exulceratione uteri est vel Abscessus, vel Ulceris.

Abscessus, simulac eum fieri cognoscitur, tum coërcendus et limitandus, tum ad bonam suppurationem ducendus est. Est autem omnis Abscessus luculenter inflammatorius, quem Veteres ideo dicebant phlegmonoïdeum. Itaque si mature cognoscitur, nisi omnino coërceri, tamen admodum limitari poterit methodo prudenter debilitante, venaesectione moderata, hirudinibus labiis vulvae aut femoribus admotis, fomento et cataplasmate ex herbis emollientibus, addito Conio et Hyoscyamo cum Aqua saturnina, tepide hypogastrio impositis et beneficio spongiae vaginae inmissis, injectione simili lenissima in vaginam, sed saepe repetita, enemate mollissimo mucilaginoso, parciori copia sed iterato in alvum infuso. Inflammatione jam remissiori, sed nondum penitus discussa, resolutio promoveri poterit semicupio vix tepido. Remedia antiphlogistica, quae interno usui danda sint, aestimari oportet ex inflammationis occasionali caussa aegrotaeque viribus et constitutione. Si externa violentia morbum attulit, efficacioribus remediis recte pugnatur, si autem, ut fieri solet, internis potius debetur caussis nasciturque in puerperio, mitioribus remediis res peragi debet. Perpendendum est, his in exemplis vires tum partu tum morbo priori jam valde debilitatas esse, nec uterum facile et diu ferre medicamentorum valde debilitantium usum. Mollissimus potus grataque emulsio optime feruntur. Ex salibus antiphlogisticis Ammonium muriaticum Emulsione oleosa solutum plurimis praeferri meretur. Inflammatione jam remissiori, exiguae Camphorae doses prudentissimusque Opii usus ad inflammationis resolutionem plurimum conferre possunt. Praeterea in puerperis respicienda est grassantis forte

forte constitutionis genius, quem interdum biliosum esse observatio docuit. Tunc, quae blande bilem exturbant ex intestinis, praestantissimi usus sunt. Eadem curatio externa, quam ante proposui, ad Abscessum maturandum sufficiet, si inflammationis resolutio non penitus successerit. Eadem sufficiet, ut abscessus aperiatur in cavum uteri. Perperam ad hanc rem Veteres suaserunt validam abdominis commotionem per medicamenta sternutatoria, vomitoria vel clysteres acres. Si autem ex magno alterutrius labii vulvae tumore doloreque, vel simili vaginae affectione cognoscitur, pus hic exitum moliri, hic exitus facilitandus est fomento et cataplasmate; satis maturatus tumor cultro incidendus, simplicissimaque dein deligatione utendum est.

Ex Abscessu uteri Ulcus ejusdem nascitur idemque, quod jam monuimus, saepe originem habet ex fabrica uteri morbose mutata, sive altiori, ut in Apostemate tuberculoso, sive magis superficiali propter diuturnam et acrem Leucorrhoeam, Aphtharum etiam forma. Notae Ulceris in utero vix obscurae sunt: materia purulenta ex utero destillat albida, flavescens, virescens, saniosa saepe; adest perpetuus in aliquo uteri loco dolor, modo obtusus modo satis acutus, ad lumbos, coxas, inguina et femora alterutrius lateris extensus, menstruatio tamen per longum satis tempus naturae legibus respondet, ita tamen, ut cum aliquo dolore haud adeo notabili conjuncta esse soleat. Saepe vero progressu temporis praeter debilitata aut forte pure exesa vasa perpetua aliqua lentaque Haemorrhagia uteri miseras male habet.

Effectus ulceris in partes juxta positas is est, quem diximus: destruit partem vesicae vel intestini recti, atque sic miseriam aegrotantium nauseamque et horrorem amicarum et ministrarum immanem in modum auget. Praeterea Ulcus uteri, nisi recens forte ex Abscessu natum, quod utique consolidari se patitur, diuturnitate sua in uterum ipsum pessimos effectus edit, dum perpetua irritatione fabricae mala, nempe indurationes etc. aut, si quae horum antea adessent, perpetuo auget, aut novis uterum vitiat; atque sic malignam, immo carcinomatosam ulceris naturam adducit, ut miserae inter ingentes dolores et foetidissimas sordes contabescant. Doloribus tandem animi deliquia, veluti in solamen miserarum, frequenter adduntur. Scitu haud inutile erit, suspicionem gravioris id genus in utero vitii moveri debere, si, quae sana hactenus videtur femina, coïtum prae dolore non ferat, qui intolerabilis urget, si in collo uteri exulceratio est. Porro, quo major adhuc est ratione aetatis feminae uteri vitalitas, eo majoribus molestiis urgetur, unde fit, ut menstruatae pejus afficiantur, quam quibus menstrua jam fluere desierint.

Quod curationem Ulceris speciatim attinet, partim ea observanda sunt, quae ad curationem Abscessus commendavimus, partim, praeter communia exulcerationis praesidia, illa quoque in usum vocanda sunt, quae natura ulceris sive scrofulosa, sive syphilitica, sive carcinomatosa et cancrosa jubet. Communia praesidia posita sunt in eo, ut omne uteri irritamentum arceatur, atque vires victu blandissimo et remediis sine omni stimulo roborantibus sustententur et instaurentur. Corporis quieti et mentis tranquillitati aegrota studeat, insessu et semicupio utatur ex aqua dulci, vel lacte, iisque tepidis, decoctionem Radicis Sarsaparillae bibat cum lacte satis meracam. Saepe Sarsaparilla liberaliter usus sum, addito

Cortice peruviano, electuarii forma, cum insigni euphoria. Et Aquae mitioris ferratae, qualis Spadana est, lacte temperatae eximius usus est. Haec medicatio, addito prudente Opii ad dolores compescendos usu, mature in usum vocata Apostema uteri, si ejus suspicio est, cavet et arcet. Magni quoque ad hoc usus sunt thermae mitiores sulphurosae v. c. Landeccenses et Aquisgravenses, tum in balneis, tum ad injectiones moderate tepidas.

Si de Ulcere jam prorsus constat, curandum est injectionibus beneficio metrenchytae aptae, primo simplicibus ex decocto Hordei mellito, deinde ex amaris, Tussilagine, Lichene Islandico, Millefolio et Marrubio. Si valde putrida sanies profluit, nonnihil Myrrhae et Cortex peruvianus Opiique nonnihil injectionibus adduntur vel, quod tamen admodum caute et parce fieri debet, pauxillum Oxymellis Aeruginis. Hodie ad dolores leniendos Aqua Laurocerasi maxime utuntur, ex quo ego tamen utilitatem non vidi; efficacius certe Opium est. Fert quoque, dolore remissiori et purulento profluvio melioris indolis, Ulcus uteri balsamica v. c. Terebinthinam et inprimis

Balsamum Indicum nigrum materiae injectionis parva copia prudenter additum; Balsami Indici nigri tunc etiam internus usus providusque locum habet; addi possunt Mastiche et Olibanum. Veteres quoque fumum ex his rebus beneficio machinae ad uterum mittebant; qui forte suffitus ad superficialem uteri exulcerationem maxime valet, in qua tamen Corticis Peruviani, Lichenis Islandici et forte Radicis Ratanhiae usus internus longe majora promittit. Nec remedium negligendum, quod ad longam Leucorrhoeam merito commendavit *Weickardus*, Ichthyocollam ad unam alteramve drachmam lacte solutam mane bibendam. In his quoque et Ferri longo usu maxime spes collocanda ad consolidandum ulcus.

Haec communia sunt praesidia, propria ex Ulceris natura petuntur. Syphiliticum in Mercurio specificam medicinam habet; Scrofulosi vitii plura commendantur remedia ex Hydrargyro, Digitali, Conio etc. satis nota, utinam aeque certa. Novum medicamentum Jodina tentari meretur: in uterum utique vi propria agit, ne modo nimium irritet, cave. Mitioribus remediis in

Ulcere uteri equidem faveo, nempe Dulcamarae longo usu, addita etiam Tussilagine Farfara. Ceterum notatu dignum est, Herpetem vaginam haud raro occupare et Fluorem album efficere eumque utero postea communicare, qua observatione confirmatur remediorum modo laudatorum ad sanandam inprimis superficialem uteri exulcerationem utilitas.

Ulcus cancrosum doloris tantum lenimen admittit ex Opii maxime usu, tum interno tum externo, injectione mucilaginosa ex decocto Radicis Consolidae majoris, vel Althaeae, addita Hyoscyami et Conii Herba necnon Aceto saturnino, vel ex Amylo cum Opio. Ex iisdem stirpibus insessus recte parantur, fomentaque beneficio spongiae vaginae diligenter inmituntur.

Haemorrhagiae et fere continuae et graviores Ulceri carcinomatoso uteri supervenientes optime compescuntur injectionibus emplasticis sive glutinantibus ex Amylo, Gummi Mimosae, Radice Consolidae majoris, Lichene Islandico, Ichthyocolla, addito etiam Aluminis minime nimia quantitate Opioque. In putrido ex utero profluvio ex Cortice peruv. injectiones maxime fieri debent, additis etiam Chamomillae Floribus et Herba Scordii, sciendumque est, gangraenosam interdum corruptionem maligna utero inferre Ulcera.

Vires miserarum tunc inprimis tuendas esse, nemo non intelligit, quod optime fit Opio, Acido phosphorico, subjuncto Corticis peruviani, forte etiam Radicis Ratanhiae usu. Denique, si deprehenditur, exulcerationem uteri esse a Fungis Polypisve uteri, aut saltem spuria ejusmodi organisatione continuari, de chirurgica curatione mature, antequam vires consumantur, instituenda cogitandum est. Hanc eandem chirurgicam curationem novissime ab *Osiandro* quidem propositam, immo tentatam fuisse ad eradicandam uteri indurationem, Carcinomatis suspectam, nemo est, qui ignorat. De hac operatione aut rejicienda omnino, aut, si satis mature instituitur, perito artifici committenda nondum aliquid certi statuere ausim. Docuit enim vetustissima in Partu caesareo observatio, uterum vulnera ferro; verum etiam totum recidi posse, rarissima observatio docuit a *Wrisbergio* olim relata (Cf. ejus Commentationem de utero post partum resecto).

Phthisis mesenterica.

Quamvis, de Phthisi intestinali locutus, ex mesenterio oriundam jam attigerim non solum, verum etiam, quae scitu omnino necessaria sunt, commemoraverim, tamen, ne quid reliqui fecisse videar, ex instituto de hac Phthisi nonnulla addam.

Scriptores.

Mathaei Martini de morbis mesenterii abstrusioribus in scholis medicorum hactenus fere praetermissis. Lips. 1630.

Historiae morbor. Vratislav. Anno 1700.

Henrici de abscessu mesenterii apud *Haller.* Dissert. pract. Vol. III.

Morgagni de sedibus et caussis morborum. Epist. XLVI. 20. Epist. LXI. 15.

Caussae, signa et decursus.

Hectica et Phthisis mesenterica tantum non semper ortum ducit a praegresso scrofuloso mesenterii vitio. In memoriam igitur revocanda sunt, quae tum de Atrophia scrofulosa copiosius dixi. Sunt omnino maxime pueri, qui in Hecticam mesenterii incidunt, unde morbus hic atrophicus sive Atrophia Paedatrophia multis vocatur. Ut vero scrofulosus morbus, in juniori aetate vi naturae non penitus victus, in virili, immo senili aetate interdum solet recrudescere: ita nonnulla me vidisse exempla memini virorum senio propiorum hac tabe exstinctorum; quod in his exemplis extispicium etiam docuit, dum ostenderet mesenterii glandulas majorem in modum tumidas, earum plures pus verum continentes.

Febris mesenterica eaque hectica per haud adeo parvum temporis spatium symptomatum lenitate facile fallit. Aeger diu orthostadius non tam graviter affici videtur, gravi tamen Anorexia premitur. Adest quoque tensionis et gravitatis sensus subter ventriculum, magna interdum durities est, vel plures duri tumores in abdomine percipiuntur. Digestio vald laesa est tardaque. Alvus varia, modo obstructa, modo, et quod fere pejus est, semper fluxa, cum egestionibus valde mucosis, albidis, quas Veteres pro Chylosi, nescio an semper perperam, habuerunt. Sic propter defectum assimilationis et nutritionis lecto tandem affixus aegrotus celeriter majoremque in modum emaciatur, tumido nunc valde et proëminulo abdomine, pedibus Oedemate affectis. Pus moveri in una alterave morbosa glandula

dula febris auctior indicat, modo cum satis acuto abdominis dolore ad certum locum adstricto, vomitu ceterisque symptomatibus Enteritidem simulans et proferens citoque occidens; modo speciem remittentis prae se ferens, vel subcontinuae intermittentis, tertianae, aut tertianae duplicis.

Pus non adeo saepe in cavum abdominis effundi videtur, etsi *Morgagnus* cum morte repentina vidit; sed saepius in intestina Abscessus mesenterii pus suum infundit, unde Diarrhoea subcruenta et purulenta, quae tamen mox colliquativa omnem spem sanationis praecidit.

Prognosis.

Quoad prognosin et curationem, illam infaustam et hanc frustraneam esse, quivis facile intelligit, inprimis si mesenterium jam longius functioni suae non praefuit. Medicinae efficaci locus est, glandulis mesenterii non prorsus impeditis, morbose in fabrica mutatis, necdum suppuratis.

Curatio.

Quae vero justo tempore institui debeat curatio, accurate dixi, dum de Atrophiae et inprimis scrofulosae curatione locutus sum. Nato semel pure, secundum communia in curandis suppurationibus praecepta agendum est, et praeter haec illa observanda, quae ad Phthisin intestinalem proposita fuerunt.

Exulceratio omenti.

Memorant quoque scriptores nonnulli v. c. *Riverius* in praxi medica et *Auctores* saepe laudatae *historiae morborum Vratislaviensium*, Hecticam et Phthisin omentalem. Omentum autem inflammatum, si acuta inflammatio est, vix suppuratione, sed citius gangraena occidet, et si qua ejus foret suppuratio, certe propter labem viscerum in peritonei cavo tantum non omnium, effusumque in hoc lymphaticum et purulentum humorem non minus occidet *). Videtur tamen chronica consumtio in omento saepe locum habere, quam extispicia saepe doceant, quod tamen vix inflammatione, verum occulto vitio et modo fieri putarim. Interim scriptores laudati observare voluerunt chronicam in omento Phthisin, intra mensium nonnullorum spatium decurrentem, cum Diarrhoea saepe recurrente, Vomitu, abdomine circa regionem umbilicalem duriusculo subtumidoque.

*) Conf. *v. Swieten*, T. III. ad aph. 958. *Boerhaavii.*

Quae tamen omenti affectio quomodo a simili mesenterii morbo vivo homine distingui possit non video, atque si forte a medico in arte sua Oedipo distingueretur, quum vix sine mesenterii simili affectione esse possit, aeque tamen letalem eventum certe habebit *). Quaeri possit num forte in Hydropem transire possit Omentitis? Et hic purulentus foret atque certe internecinus. Providum etiam medicum, etsi propter deficientem anamnesin pro Hydrope cystico haberet, multiplex certe dolor et Febris phthisica summaque aegroti tabes, quin acrem humorem emitti curaret, satis deterrerent.

Phthisis psoadica.

Abernethy Essai on the lumbar abscess.

Frank Epitome L. II. Cap. de Peritonitide, succincte quidem.

Tomlinson in Londn. Bemerk. Bd. V. tabem optime descripsit.

Arnemann System der Chirurgie. p. 400.

de Haen rat. med. P. IV.

Schoemetzel Pr. de musculis psoas et iliaco suppurat. Heidelberg, 1776. in *Weitz* Neue Auszüge, XI. Bd.

Horn Allgemeine Annalen der Medicin. Altenburg 1810.

*) Conf. *Hipp.* aphor. VII. 54.

Morbi sedes et caussae.

Phthisis psoadica ex ulcere provenit circa hunc musculum, cui psoadi nomen est. Ulcus oritur ex Psoïtide, sive inflammatione hujus musculi nec non peritonei adjacentis. Haec inflammatio interdum acuta est, saepius tamen haec exulceratio lentae et clandestinae inflammationi ortum debere videtur, siquidem utplurimum homines valetudinarii hac ulceratione afficiuntur. Si talis occulta et diuturna inflammatio non cognoscitur ideoque negligitur, abit in abscessum et dum pus retro peritoneum difficillimos exitus habet, partes juxta positas, inprimis osseas, erodet et sic pessimam Phthisin cum certa fere semper morte efficiet. Sedes puris plerumque in contextu celluloso inter peritoneum et coxas ideoque super psoadem, vel ad latus hujus musculi coxam versus, interdum etiam retro psoadem. Pus plerumque per pelvim paulatim viam format exitumque quaerit in externa abdominis parte, sub ligamento Poupartii in suprema femoris parte, ut fascia lata elevetur conspicuusque ibi tumor fiat: hinc fistulae variae per crus divagantes. Alias tumor ejusmodi purulentus os sacrum versus apparet, alias pus in pelvim effunditur efficitque abscessus perinaei. Pro hac diversa puris sede varioque errore mox vertebrae, os sacrum, ossa pelvis ipseque femoris articulus pessima carie afficitur, unde Tabes lenta pessima, cum certa morte. Sed pus in pelvis abdominisque cavum illico delapsum gangraenam facile affert visceribus, unde mors satis cita.

Signa.

Signa incipientis morbi satis obscura, nisi praegressa violentia externa majorem lucem affuderit, ut pro affectu rheumatico vel arthritico medico imponere possit. Quodsi vero Psoïtis acuta pro rheumatica affectione eaque valde acuta habeatur, a perito tamen medico venaesectione, inprimis autem hirudinibus et cucurbitulis scarificatis fomentisque et linimentis idoneis, enematibus, medicamentis antiphlogisticis internis, Mercurio dulci curatur, ut inflammatio discutiatur et suppuratio arceatur. Error ideo in tam manifesta inflammatione quoad curationem utique declinabilis. Si vero in homine valetudinario debili clanculum psoïtica affectio oritur, nemo facile in suspicionem Psoïtidis veniet, quae tunc in suppurationem facile infelicem exitum habebit. Jam hae notae aderunt: dolor perpetuus ad coxam motusque coxae impeditior, post aliquod tempus tumor indolens infra ligamentum Poupartii, qui materiam collectam in abdomen reprimi et refundi patitur; contra tumor purulentus tussi, sternutatione vel quacunque valida inspiratione augetur. Si non mox aperitur, cuniculos agit omnesque quos attingit partes erodit Febrimque phthisicam accendit. Quodsi demum aperitur, vel sponte vel scalpello, cita inflammatio accedere solet, ad internas partes, peritoneum visceraque in eo contenta propagatur, unde vel gangraena, vel Phthisis satis celeriter occidens.

Curatio.

Ex his satis elucet, solam prophylaxin suppurationis certam promittere salutem, medici igitur partes totas in coërcenda et discutienda inflammatione esse, de qua supra breviter dixi, dicendumque est copiosius in therapia inflammationum. Nata suppuratione, chirurgi partes praeter communia purulentorum remedia praecipuae sunt. De omni autem curatione fere desperandum est, quum pus ex ipsa suppurationis sede evacuari nequeat. Si vero tumor purulentus quoque extrinsecus purulentus fit et satis mature inciditur, tamen, quoniam incisione aëri accessus datur ad cavum abdominis, fato suo semper occubet aegrotus. Experientia fere docuit, inciso mature tumore pus illico emittendum esse atque efficiendum, ut apertura non adeo magna efficiatur, ut vulnus cito consolidescat atque sic aëris accessus arceatur; primis deinde novae inflammationis indiciis in aperturae loco hanc illico arcendam epithemate subfrigido saturnino. Sic, consolidata apertura, post aliquod tempus eodem in loco novus fluctuans tumor eodem modo aperiatur et occludatur, eademque curatio repetatur, donec nulla amplius proveniat puris accumulatio. Sic, si pus bonum et vires integrae sunt, ulcus quandoque sanationem admittere potest. Crediderim ego, maturum Saturni usum plurimum proficere posse. Insuper victu euchylo ex lacte lacteque ipso Aqua Selterana temperato, Corticisque peruviani usu liberali viribus prospiciendum est.

Phthisis ischiadica.

Hippocrates morbum attigit Libr. de intern. affect. Art. 54, claudicationem ex eo ibidem 58. Porro Libri de affectionibus Articulo 30, ubi ustionem commendavit lino crudo.

Celsus L. IV. c. 22.

Caelius Aurelianus morborum chronicorum L. V. c. 1. quod inscribitur de Ischiadicis et Psoadicis, dignum quod legatur. Etenim in eo de hoc morbo amplissime commentatus est *Caelius* et multa habet ad diagnosin morbi et de caussis, violentiae inprimis externae multis modis, postea perperam neglecta.

de Haen rat. med. IV. c. 4.

Eduard Ford Bemerkungen über die Krankheiten des Hüftgelenks. 1795.

Ficker über die Eiterung der Gelenke.

Rust Arthrocacologie.

Vogels Handbuch der praktischen Arzneikunde. Th. I.

Definitio.

Phthisis ischiadica proprie tabes a suppuratione circa articulum ossis femoris vel in ipsa coxae articulatione orta, quae suppuratio fere semper cum carie multiplicique vitio ossis ipsius maximeque articuli esse solet. *Hippocrates* jam adnotavit *):

*) Aph. VI, 60.

quibus a diuturno coxendicis dolore vexatis coxa excidat, his crus tabescere et claudicare, nisi usti fuerint. Morbum recentiores dixerunt Coxagram purulentam, nomine hybrido, ut eadem barbarie inflammationem coxae, ex qua nascitur, Coxitidem vocant. Dicitur autem Graecis coxa *κοχώνη* vel *ἰσχίον*.

Haud vero satis accurati sunt, saltem fuerunt medici in definitione morbi, aegritudinesque ad coxarium hunc morbum retulerunt, quae quidem interdum cum illo sunt, a quibus tamen ipse differt propriamque suam formam tuetur. Sic *Vogelius* aliique plures Tabem psoadicam ad hunc morbum retulerunt, quae tamen interiorem originem habet psoadica tabes, interiorem sedem etiam saltem primitus habet, et tantum pure extrorsum delato, ut coxae os atque sacrum, sic quoque femoris articulum carie vitiat. Atque haec Tabes psoadica ratione sedis etiam differt a Rhachialgia ulcerosa sive apostematosa, quam alii cariem vertebrarum dicunt, in qua vertebrae, maxime lumbares, propter exulcerationem carie affectae sunt; etsi utique experientiae respondet, suppurationem retro psoadem natam ad vertebras penetrare easque carie inficere posse, quod etiam supra adnotavi. Alii, maxime *Abernethy*, cujus librum laudavi, quum de Phthisi psoadica dicerem, omnes hos abscessus communi nomine lumbalium insigniunt, qui, sive ex pectine sive extrinsecus in lumbis prope vertebras lumbares atque os sacrum oriundi, ad femur subinde propagantur. *Haenius*, veteres secutus, morbum coxarium dixit, complectens et inflammationem ejusque effectum suppurationem. Ischiadem ex abscessu dixit *Sauvagesius*. Accuratius, generalius nomen totius generis excogitavit *Cullenus*, atque satis apte dixit Arthropyosin, *Gelenkeiterung*. Hujus distincta et maxime memorabilis forma Phthisis ischiadica sive Ischias ulcerosa seu apostematosa est, quae continetur suppuratione circa articulum ossis femoris, ad vicina subinde ossa, inprimis ischii, propagata. Sic recte distinxit peritissimus *Eduard. Ford* ab abscessu musculi psoae docuitque, suppurationem et cariem esse in articulo.

Caussae.

Oritur vero haec suppuratio ab inflammatione modo acuta et evidente, modo minus evidente, immo fere latente, interdum chronica circa articulum atque inprimis super articulum ossis femoris cum coxa. Veteres, teste *Celso*, observarunt, hunc morbum post longos morbos fieri, ita ut vi veluti pestifera in coxam se inclinent ac, ut alias partes liberent, hanc ipsam prehendant (Cf. egregiam Diss. *Meyeri* de abscessu ad coxam in febribus in lentam degenerantibus. Gott. 1759). Fuerunt quoque, qui, simili metastasi dicam an secundario morbo nescio, observarunt a Variolis. Plurimi tamen, inter veteres maxime, ex Arthritide et Rheumatismo hujus inflammationis totiusque morbi caussam repetierunt; nonnulli ex vitio scrofuloso observare voluerunt. Negavit tamen *Cullenus*, Rheumatismum et Arthritidem facile in suppurationem abire, recte omnino, quod tamen non impedit, quin haud adeo raro fiat, quod in plurimis quidem exemplis haud adeo facile fieri experientia utique docet.

Equidem omnes illas caussas admitto ad easque omnes medicos attentos esse velim, frequentissima tamen perniciosae hujus inflammationis caussa violentia aliqua externa, lapsu, caespitatione contusioneque articulo illata vere continetur.

Signa et eventus.

Si in suppurationem abit inflammatio, natum inde ulcus ossa carie corrumpit, etiam acetabulum; luxationem sic saepe femoris infert plus minus completam, cuniculosque pus agit per femur, etiam superne, ut apostema psoadicum, pus suum evacuat. Sed etiam antequam in pus abit, tumore in articulo et circa eum articulationem a naturali situ detorquet, ita quidem ut, comparato femore pedeque sano cum aegroto, longe alia peripheriae linea reperiatur in laeso, quam in sano femore pedeque, quam lineae periphericae aberrationem tabula aeri incisa egregie exhibuerunt *Fickerus* et *Rustius.* Nata vero jam suppuratione, hectica Febris oritur et, si tandem pus extrinsecus exitum quaerit, tetra sanies evacuatur, ulcus efficitur fungosum, ichorosum, insanabile et corpus vera Phthisi purulenta consumitur. Si de caussa satis constat, Rheumatismo circa articulum acuto vel, quae longe frequentissima locum habet, violentia aliqua externa, morbo utique occurrere licet isque arceri potest et debet.

Quodsi vero propter caussam occultam praegressamque saepe violentiam praetervisam, quoniam tanti non videbatur, suppuratio jam orta fuerit vel aegroto prope instet occulto et clandestino modo, olim inprimis diagnosis longe difficilior fuit. Dolorem tamen sentit aeger circa articulum, pede insistere prae magno dolore nequit, vel saltem mox claudicare incipit. Hodie accurata pedis et articuli inspectio et mensuratio attentum medicum in sede mali vix fallere poterit. Nec *Vogelii* consilium negligendum videtur, quo suadet, aegrum ab robusto homine, cujus collum utrisque brachiis attollat, prehendi; sic patet femoris articulus, qui commode explorari poterit, atque hac encheiresi percipitur aliquis tumor, subinde jam fluctuans.

Curatio.

Ortae jam suppurationis curatio valde dubium eventum habet. Contra prophylaxis suppurationis hodie satis certa, dummodo inflammatio sat mature deprehendatur et mascula medicina cohibeatur, quae debilitans simulque efficaciter resolvens esse debet et derivans.

Fit primo hirudinibus, cucurbitulis sat profunde scarificatis; his sufficienter praemissis, si de violentia externa omnino constat, epithemate frigido, regimine et victu congruo, medicina antiphlogistica, enematibus saepe repetitis, quiete summa.

Deinde Mercurii dulcis, medicamenti hic praestantissimi antiphlogistici, usu interno sat liberali, dum simul Unguentum Hydrargyri gryseum modica copia aliquoties quotidie circa partem affectam infricatur, interpositis balneis tepidis.

Denique vesicatorio, deinde fonticulo ad locum affectum satis amplo, ope caustici etiam, quod *Ford* praefert. Nec dextrum ferri igniti usum rejicio, antiquissimum curationis genus, etsi mihi ad indurationem forte jam natam aptissimum fere videatur. Hanc curationem satis efficacem quidem esse oportet, adaptatam tamen aegroti viribus et inprimis aetati. Sic in teneris infantibus saepe ita mitigavi, ut commode ferant; sed tunc longiori curatione et plurimorum mensium, immo vel longiori pedis (non totius corporis) quiete opus est. Nata autem jam suppuratione, gliscentis inflammationis cura habenda, regimine maxime et ulcere artificiali, Digitali purpurea, Mercurio dulci, addito Opii tantillo. Tum experientia docuit, pus saepe resorberi et evacuari per urinae vias, carie nondum nata et viribus integris. Urinam hic saepe feliciter movet Aqua carbonica acidula v. c. Selterana cum lacte liberaliter bibita. Denique et Cortici peruviano suus locus erit, cujus usum liberalem inprimis laudavit *Haenius*.

Absint emollientia et maturantia remedia, absit praematura incisio; nata autem jam fistula in vicinitate articuli, quoniam forte caries adhuc abest (quae tamen plerumque jam adesse solet), minima incisione, si evitari nequit, incidenda, et si quidem fieri potest, quam celerrime consolidanda.

Corrigenda.

Pag.	Lin.			
Pag. 3	Lin. 2	*pro* subsuteneae	*lege*	subcutaneae
— 15	— 23	- apperatu	-	apparatu
— 33	— 25	- dariusculo	-	duriusculo
— 36 in nota Lin. 13		*pro* XC	-	XL
— 43	Lin. 15	*pro* *endeimschen*	-	*endemischen*
— 45	— 11	- appetu	-	appetitu
— 46	— 22	- demam	-	demum
— 58	— 18	- accupat	-	occupat
— 59	— 21	- manum	-	manuum
— 115	— 12	- quem	-	quam
— 126	— 22	- lobores	-	labores
— 132	— 7	- diaetaetica	-	diaetetica
— 152	— 4	- *Hippocratis*	-	*hippocraticis*
— 155	— 20	- effectione	-	affectione
— 157	— 19	- morbillorum	-	morbillosum
— 161	— 15	- febricae	-	fabricae
— 191	— 15	- debililitas	-	debilitas
— 196	— 1	- formentia in proximam	-	formantia in proximum
— 214	— 19	- in usu	-	in usum
— 235	— 23	- Hepatophoës	-	Hepatophthoës
— 237	— 16	- Hepatophoën	-	Hepatophthoën
— 278	— 16	- modorari	-	moderari
— 284	— 4	- prognosi	-	diagnosi
— 286	— 14	- liberebatur	-	liberabatur
— 300	— 19	- Sabiem	-	Scabiem
— 306	— 8	- dispositioni	-	dispositione

Bei Fragen zur Produktsicherheit wenden Sie sich bitte an:
If you have any questions regarding product safety,
please contact:

Walter de Gruyter GmbH
Genthiner Straße 13
10785 Berlin
productsafety@degruyterbrill.com